최후의 초염력

第3彈

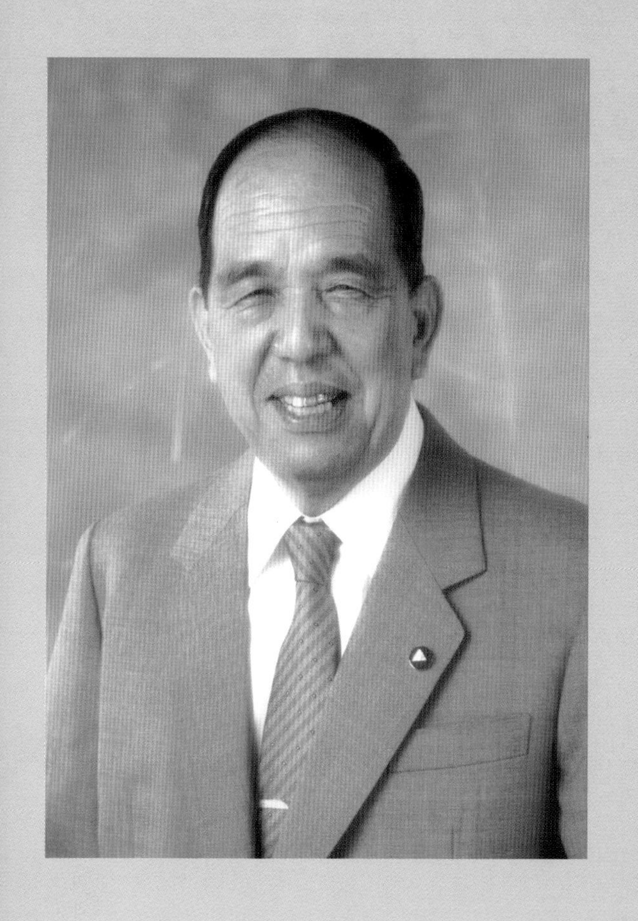

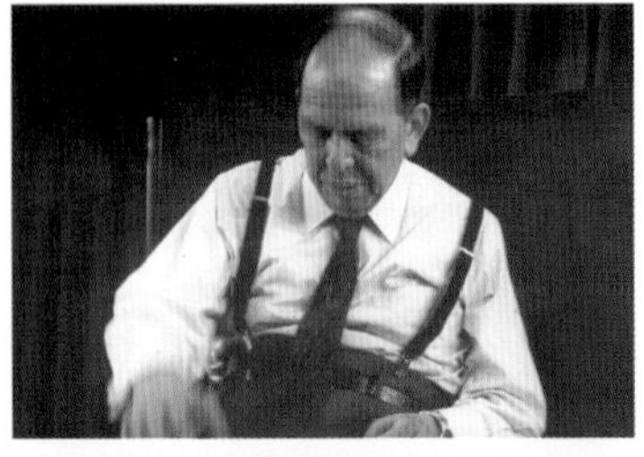

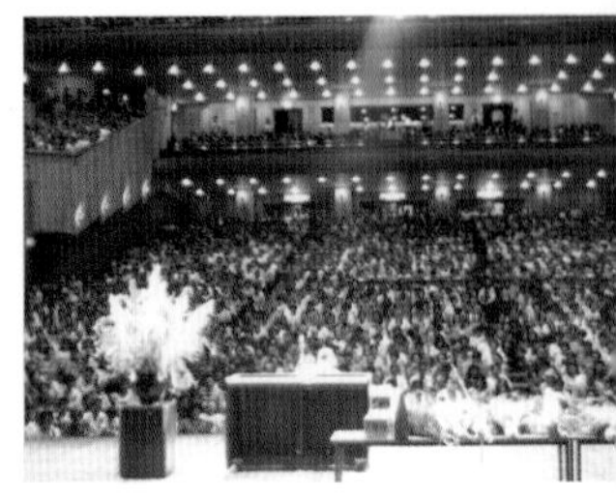

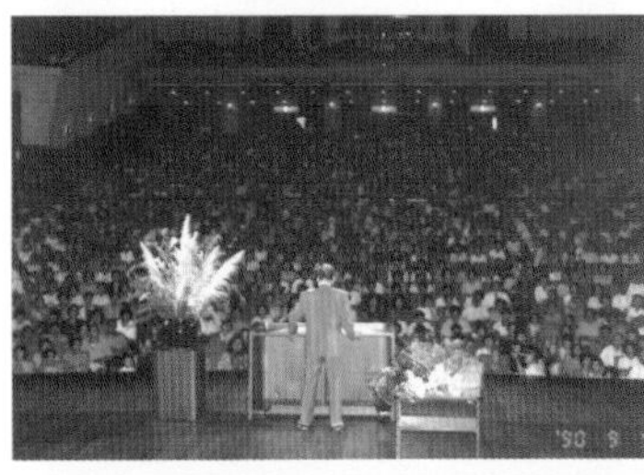

어느 강연회(講演會)에서나 항상 초
(超滿員)이며 강연회가 끝나면 감격
강연장(講演場)이 떠나갈 듯 박수 소
울려 퍼진다.

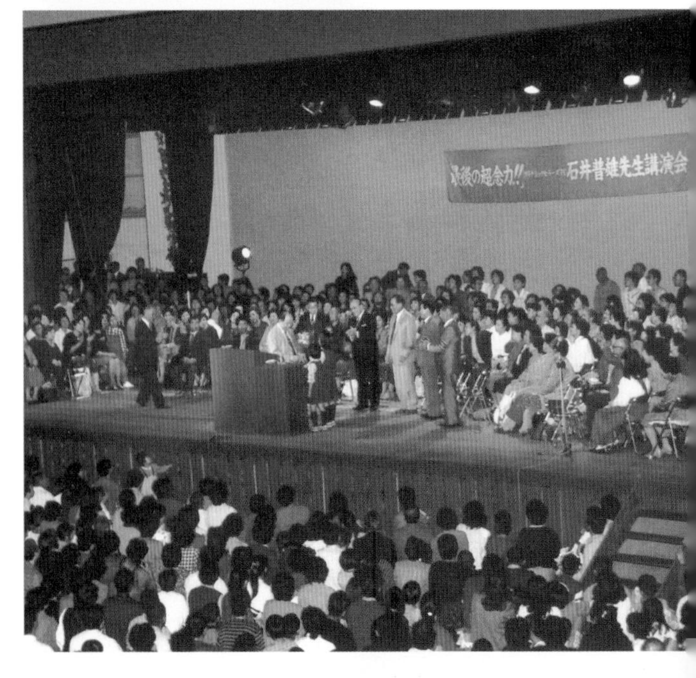

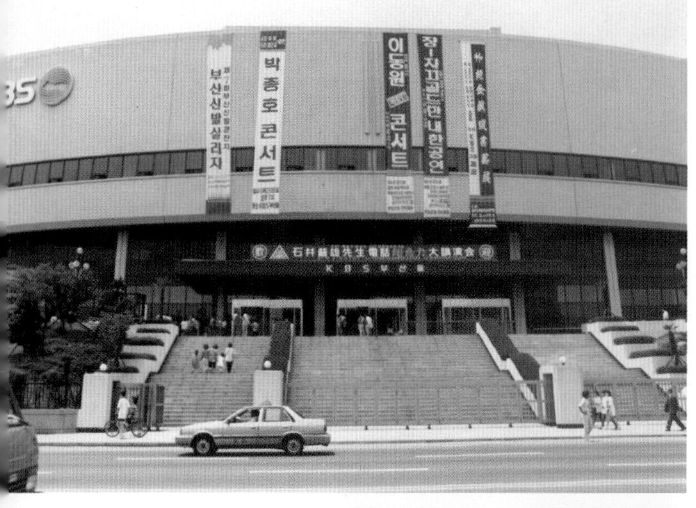

국 서울의 세종문화회관, 롯데호텔(롯데), 부산의 KBS홀 등 각 강연장은 어느 에서나 대성황(大盛況)을 이뤘다.

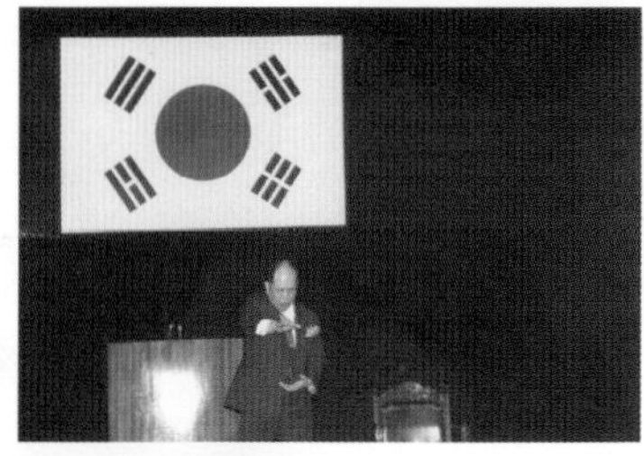

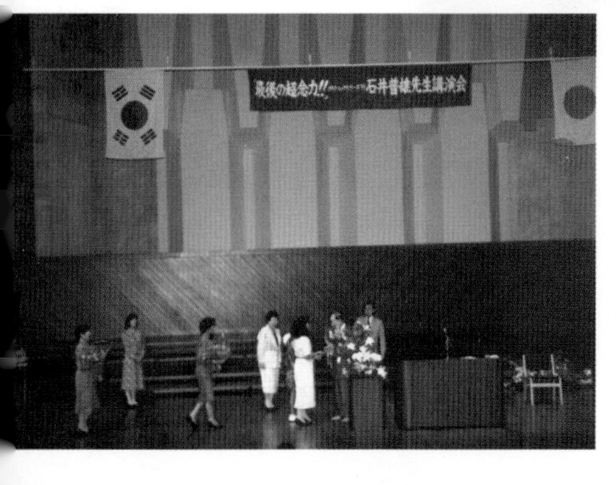

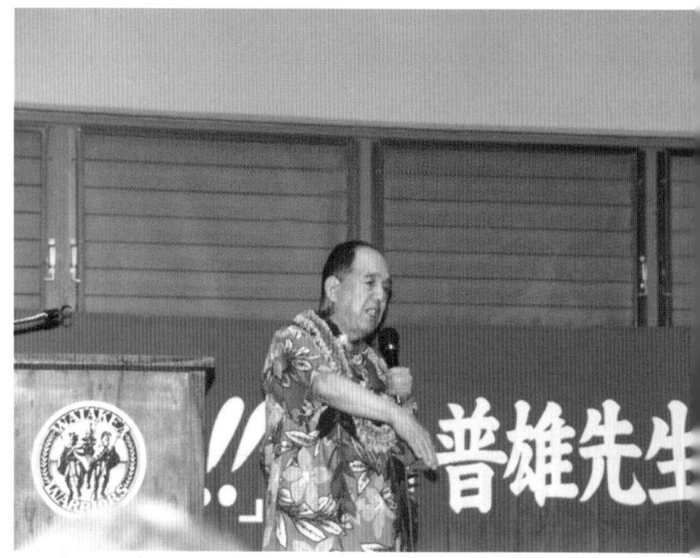

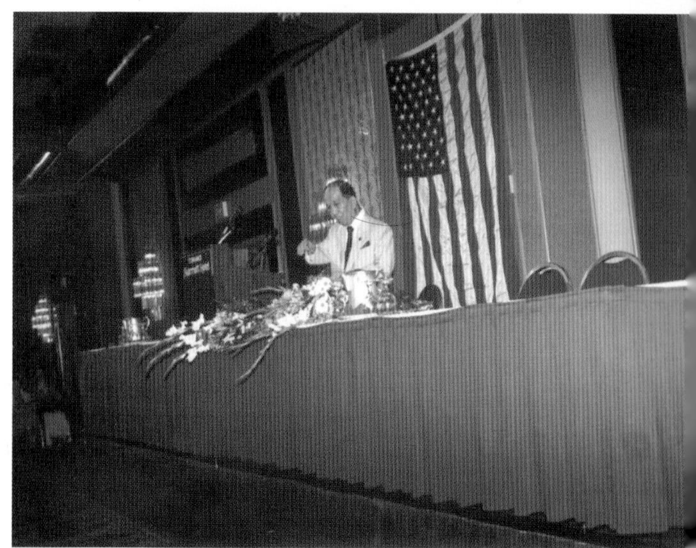

미국의 로스앤젤레스, 하와이의 강연회. 나라는 달라도 초염력(超念力)으로 마
하나가 된다.

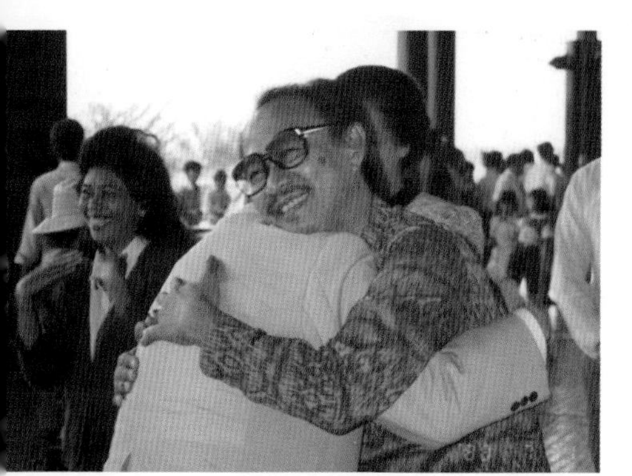

드네시아 자카르타 강연회에서 이슬람교 당 사무총장(당 대
친동생)인 하스부라 차리드 씨와 굳은 결속을.

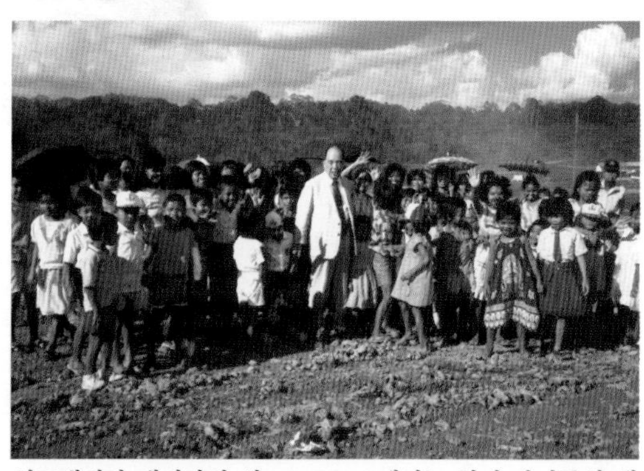

인도네시아 캐리만턴 섬(보르네오 섬)에서는 현지 아이들의 행복과 대지(大地)의 풍양(豊穰)을 염원(念願)하는 상념(想念)을 보냈다.

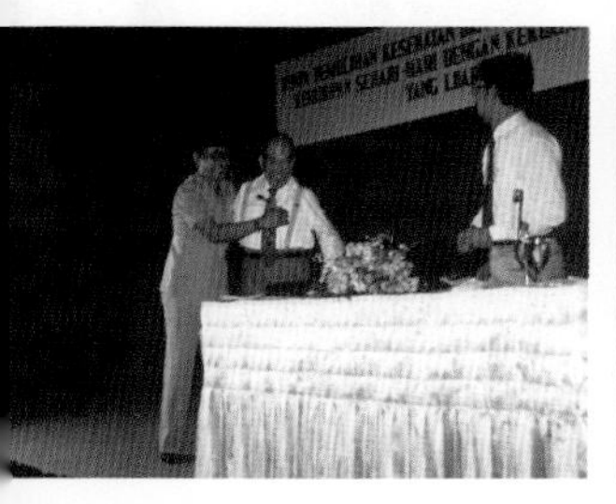

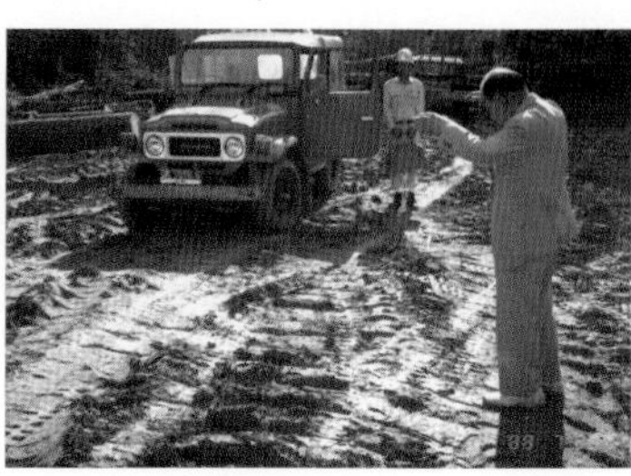

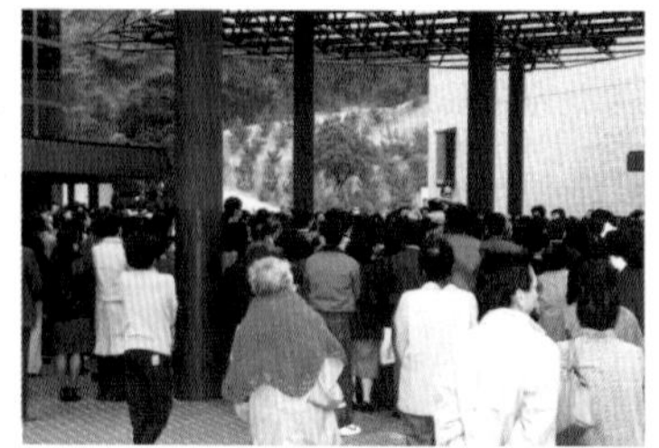

어느 강연회에서나 아침 일찍부터 수
사람들의 행렬로 끝이 없다.

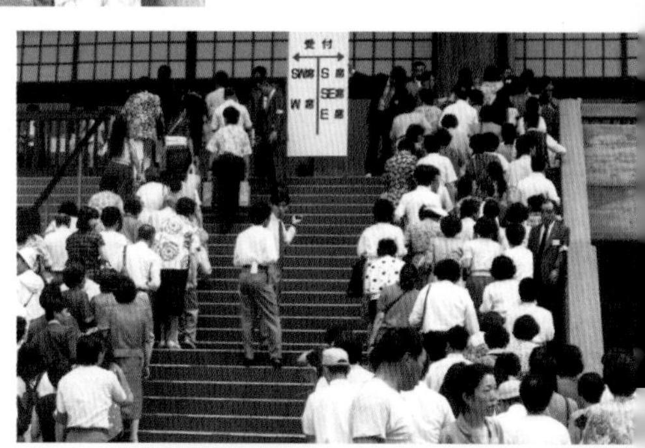

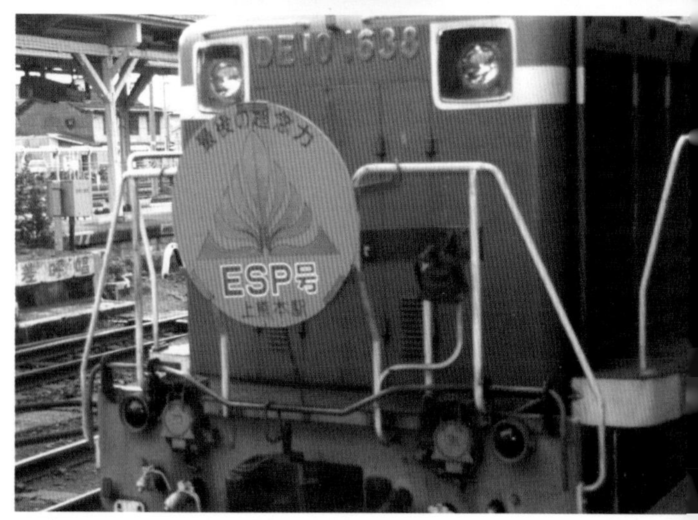

구마모토[熊本] 현 야시로[八代] 시에서 개최한 강연회에서는 JR기차를 전세 운
여 손님들의 즐거움이 더욱 컸다.

최후의 초염력

第3彈

ESP과학연구소 창시자 이시이 카타오[石井普雄] 지음

ESP과학연구소 한국지소 옮김

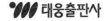

태웅출판사

이 책에는 염력(念力)이 봉입(封入)되어 있습니다.
이 책에서 발생하고 있는 8차원(八次元) 파워에 의하여,
이 책을 가지고 있는 것만으로 당신은 행복해질 수 있습니다.

ESP과학연구소 창시자
이시이 카타오[石井普雄]

이 책을 읽는 분들에게

1984년 6월, 『최후의 초염력 제1탄』을 출판하였는데 예상외의 큰 반응으로 10만 부, 20만 부가 엄청난 기세로 팔렸으며 마침내 100만 부라는 선을 뛰어넘었다. 제2탄 역시 독자들의 기대 속에 1986년 출판되어 10일 만에 베스트셀러 2위로 뛰어올랐고, 다시 3일 만에 1위가 되었다. 이러한 반응으로 나 자신도 놀랐다.

지금(1991년 현재) 제2탄도 벌써 100만 부를 돌파할 정도로 대단히 환영을 받고 있다.

감사하고 기쁠 뿐이다. 이러한 이유는 이 책을 손에 넣는 것만으로도 ESP가 많은 사람들을 구원하고 소원을 들어주고 있으니 당연하다고 하겠다.

유사 이래 책이 인간의 소원을 들어주고 신체의 고통 등을 낫게 하였다는 일은 없었다.

세상에 이러한 일은 있을 수가 없다. 그렇지만 ESP를 하고 있는 사람들은 대부분 여러 가지 일들을 체험하고 있어서 『최후의 초염력』 책을 항상 가방 속에 넣고 다니거나, 책과 잠시도 떨어지지 않는 사람들뿐이다.

이 책을 자동차에 넣어 둔 것만으로도 교통사고에서 목숨을 건진 사람들이 감사의 편지를 많이 보내고 있다.

이런 내용을 쓰면, 처음 이 책을 읽는 분들은 잘 믿어지지 않을 것이다. 또한 믿는다 해도 그것은 우연히 일어난 것으로 흘려버리고 말 것이다.

이러한 현상은 세상에 있을 수 없는 일이기 때문이다. 그러나 오랫동안 요통으로 고생하던 사람이 이 책을 환부에 대는 것만으로 고통이 사라졌다면 어떻게 생각하시겠습니까?

사람들은 대부분 식별할 수 없거나 이해할 수 없는 것들은 믿지 않으며, 해보려고 생각하지도 않는다.

아무리 좋은 것이라도 학문적 해명이 불가능한 것에는 무관심하다.

나는 학문의 세계가 인간의 지혜만으로 쌓은 사상누각(砂上樓閣)으로 언제 무너져 내릴지도 모르는 불안뿐이며 생각한 대로 되지 않는다고 생각한다.

그래서 피로만 쌓이게 되고 하루하루를 밝게 생활할 수 없는 것이다.

따라서 인간의 지혜, 사고(思考)에는 한계가 있는 것 같다.

이것을 올바로 체험하게 하는 것은 ESP(extra sensory perception. 초상 현상(超常現象. 초자연 현상))밖에 없다. 생각하는 일이 뜻대로 되며 전혀 기대하지도 않던 일이 이루어진다.

과잉 교육으로 밤낮이 없는 사람에게는 인간다운 행복은 없다고 생각한다.

인간다운 행복이란 무엇인가? 건강, 풍요로운 생활, 즐거운 가정, 밝은 환경이다. 이 네 가지 행복의 조건은 옛날부터 달라진 것이 없다. 과학 만능의 시대인 현대는 이러한 따뜻함이 더욱 요구된다. 앞으로도 계속해서 인간의 야망이나 욕망이 맹위를 떨쳐도 이러한 네 가지 행복의 조건은 앞으로 몇 만 년, 몇 백만 년이 지나도 변하지 않을 것이다.

인간 사회는 그 어느 하나를 보더라도 전부가 경쟁, 투쟁의 세상이기 때문에 승자, 패자가 존재한다. 이것이 세상의 변함없는 모습이다. 그러므로 모두가 내유외강(內柔外剛)하더라도 마음속은 항상 조심스럽다.

이런 것은 누구나 판단할 수 있는 일이지만 그래도 쓰지 않을 수 없다.

인간 사회는 인간의 생활이 우선되며, 자신을 주체로 하여 구성된 인간 공동체의 사회이지만 남의 눈치를 살피며 생활해야 한다. 그러나 이렇게 되어서는 인간에게 일생의 행복이란 없는 것이다. 마음이 풍요해야만 행복이 있다.

내가 ESP에 눈을 떠 뜻을 세우고 사람들을 지도한 지 올해로 15년, 일본 국내를 남으로는 오키나와[沖繩]에서 북으로는 홋카이도[北海道]까지 사람들의 기쁨을 찾아 주기 위해 전국 각지를 다니며 강연하기를 600여 회, 지금은 나를 찾는 사람이 몇 십만 명이나 된다. 그들의 환희에 힘입어 ESP의 저력은 지구 중심에 있는 마그마보다도 더 뜨거운 불덩이가 되어 불사신의 젊은 정열과 신념으로 타오르고 있다.

그리고 나는 황량한 인간 사회 속에서 꿈에서 본 따뜻한 행복의 낙원을 발견했다.

이것이 ESP의 사회다. 지금까지 600여 회에 걸친 강연과 지도회에서 여러분의 진정한 기쁨이 이것을 가르쳐 주고 있다.

따라서 인간 사회 속에 ESP 사회가 있으며, ESP 사회 속에 신(神)이 실존하고 있는 것이다.

그러므로 ESP 사회 속에서는 신만이 할 수 있는 일을 당신이 생활 속에서 체험할 수 있는 것이다. (이것은 ESP 도모노카이(友の會. 동호회) 회원들 대부분이 체험하고 있다) 나는 종교에 대해서는 전혀 무관하다. 신만이 할 수 있는 일이기에 신의 실재(實在)라고 말하고 있는 것이다.

나에게는 합장(合掌)도 없으며 신의 우상(偶像)

도 없다. 앞으로 계속해서 신이라는 용어를 사용하지만 이는 인간 사회에 있어서 신만이 할 수 있는 일이기에 그 용어를 사용한다고 보면 무난할 것이다.

그러면 지금부터 본 주제로 들어가면, 『최후의 초염력 제3탄』은 지금까지의 나의 체험과 ESP 회원 여러분들의 체험을 결집한 것이다. 이것을 처음 읽는 독자 여러분들이 이해하기 쉽도록 인간 사회에서 일어나는 일들을 ESP 사회에서는 어떻게 바꾸는지 비교하면서 나의 포부를 설명하려고 한다.

여기에 쓰이는 말들이 참인지 거짓인지 아리송하게 생각하는 사람들은 매월 전국 각지에서 행해지고 있는 강연회에 참관하기를 권한다. ESP는 말로써 설명하기가 곤란하며 불가능을 가능하게 하는 사실을 증명할 수 있다.

이미 출판된 제1탄과 제2탄은 주로 ESP의 현상을 서술하고 있다. 나는 ESP를 알리고자 현재까지 15년을 하루도 쉬지 않고 일본 각지 방방곡곡을 다니면서 강연하고 있다. 그 결과 많은 사람들이 마음으로부터 우러나오는 기쁨에 힘입어 오늘도 부지런히 뛰고 있다. 이 일은 고보다이시[弘法大師. 일본 신곤슈[眞言宗]의 창시자]께서도 절찬하실 것이다.

제3탄을 읽기 전에 제1탄과 제2탄, 그리고 신문사의 전직 사회부 기자가 ESP의 사실을 추적 탐구한 『이시이 카타오[石井普雄]의 초염력이 간다』, 또 최근 발행되어 큰 호응을 받고 있는 나이토 구니오[內藤國夫]의 『최후의 초염력을 검증한다』를 읽어 주기 바란다.

지금까지의 저서가 『최후의 초염력』이란 제목으로 되어 있는데 이는 책의 성격 때문에 그러했던 것이다.

나는 다른 차원의 현상에 흥미가 없고 종교에 관한 책을 읽은 적도 없다. 더구나 사찰에 가서 참배한 적도 없으며 종교에 대하여 관심을 가진 적도 없다.

나는 '무신론자' 또는 '현실론자'라고 하는 것

이 맞을 것이다.

그러므로 '최후의 초염력' 또는 '초능력'이든 'ESP'이든 무엇이라 해도 좋다. 그러나 '최후의 초염력'이나 '초능력'이라는 말로는 개념적으로 설명하기 곤란한 점이 있으나 ESP(超常現象. 초상현상)라고 하면 독자 여러분이나 다른 차원을 탐구하는 동호인들은 충분히 만족할 수 있을 것이다.

따라서 제3탄의 제목은 『최후의 초염력』으로 했지만 실질적인 내용은 ESP의 힘을 주제로 삼아 쓰려고 한다.

또 제3탄은 궁극적으로 ESP의 진수(眞髓)이므로 추상적 사실은 그다지 많지 않다. 그러나 이 세계에서 일어나는 일들을 믿기 어려운 사람들은 가능하다면 매월 전국 각지에서 실시되는 강연회나 지도회에 참관하기를 다시 한 번 권한다. 그러면 보다 정확하게 알 수 있을 것이다.

그럼 바로 본론으로 들어가도록 하자.

차례

■ 제4장

신(神)은 존재한다. ESP의 불가사의한 현상의 속출이 그 실증(實證)이다

■ 제5장

구체적인 실증(實證)과 ESP의 행동

제6장
이미 인간적(人間的) 행동의 시대는 끝났다

■ 제7장

힘차게, 한없이, 넓게

■ 제8장

21세기는 '발상 즉 행동(發想卽行動)'의 시대가 된다

제 1 장

ESP 안에 인간 행복의 구조(메커니즘)가 있다

제 1 장

1. ESP(超常現象)는 연구해도 모른다
2. 초능력은 실용화되었다
3. ESP에 의지하면 빠른 시간 안에 행복해진다
4. ESP 습득에 어려움은 없으며 어린이도 남의 병을 고칠 수 있다
5. '발상 즉 행동(發想卽行動)' 하는 사람에게는 능력의 차이는 없다. 왜냐하면 자신의 지혜로 행동하지 않기 때문이다

1. ESP(超常現象)는 연구해도 모른다

종종 초능력(超能力)을 연구한다든지, 놀랍게도 특정 국가에서 이런 것을 군사적 목적으로 연구, 개발하고 있다는 것이 잡지 등을 통해 보도되곤 하지만 나는 그러한 것에 전혀 관심이 없다. 솔직히 말하자면 어느 것을 연구, 개발하든지 그것은 인간의 지혜에서 나온 것이므로 초능력의 성과는 아니다.

현재의 첨단 과학 기술은 초능력 그 자체다. 그러나 인간의 과학 기술에는 한계가 있으며 그러한 한계를 넘으면 역효과가 나타날 수 있다.

예를 들면 약의 부작용이 그중의 하나라고 생각된다. "암은 없어졌지만 부작용으로 갑자기……"

이와 같은 슬픈 이야기가 자주 들려온다.

1990년 1월 30일, 간토[關東] 지구 ESP 동호회의 지도회 첫째 날이었다. 강연장은 천 수백 명의 사람들이 참석하여 만원(滿員)이었다. 그중 왼쪽 줄 앞에서 다섯 번째 자리에 앉아 있던 60세 전후의 부부가 일어섰다. 부인은 나에게, “선생님, 저의 남편은 전립 종양(前立腫瘍) 암이었는데 수술은 성공적으로 끝났습니다만 당시 마취에서 사흘간이나 깨어나지 못했으며 결과적으로 양쪽 눈의 시력을 모두 잃게 되었습니다. 병원의 의사 선생님이 열심히 치료해 주셨습니다만 더 이상 호전될 수 없다고 합니다.”라고 슬픈 목소리로 이야기하였다.

60여 년간 잘 보이던 두 눈이 어느 날 갑자기 하나도 보이지 않게 되었다면 그 심정이 어떠할까. 아마 살아갈 희망도 없을 것이다. 바로 그때 영감이 떠올랐다. ‘척수(등골)다. 약의 부작용은 척수에 있다.’ 척수 정화(脊髓淨化)를 위한 묵상(默想)은 1분도 걸리지 않았다.

갑자기 부인이 오열을 터트렸다. 어찌된 일인가, 옆에 서 있던 남편의 눈이 선명하게 보이게 되었다. 강연장을 가득 메운 사람들이 모두 눈물을 흘렸다. 나도 기쁨과 고마움으로 눈물이 나와 이야기를 이어 나갈 수 없었다.

또 몇 분 후 뇌경색으로 목소리도 나지 않고 보행도 자유롭지 않던 60세 전후의 남성이 무념무상

(無念無想) 수십 초 만에 목소리도 명확해지고 똑바로 걸을 수 있게 되었다.

천 수백 명 앞에서 일어난 현실(現實)이었다.

2. 초능력은 실용화되었다

일상생활의 모든 것은 ESP로 해결할 수 있다.

인간인 이상 건강, 사업(일), 산업 개발, 교육, 가정생활 등 모든 일에서의 부족, 불만은 있을 것이다. 인간 생활에서의 불안이나 불만을 ESP의 파워로 해소할 수 있다는 사실에는 나 자신도 놀랄 정도이다. ESP의 파워는 누구에게나 응용될 수 있다. 그것은 무형(無形)이며 공(空)인 초상 현상의 구조가 많은 사람들이 지켜보는 눈앞에서 발생하는 현실이기에 실용화되었다고 할 수 있다.

ESP(超常現象)는 해명할 수 없는, 불가사의한 그 어떤 것이 있다는 증명이다.

현대는 교육 지상, 과학 만능의 세상이다. 이해할 수 없는 일들을 직접 보고 체험해도 믿으려고 하지 않는 사람들이 많다. 물론 공부와 교육, 그리고 연구에 전념하는 것도 좋다. 하지만 사람들의 희망, 능력을 무시하고 불필요한 학문을 한다. 불필요한 것에는 흥미조차 없지만 남과 같은 레벨이 되도록 강요당하며, 두뇌의 조직이 응고된다. 그래서 사람들은 그러한 사실을 추급(追及)하는 것이 인생의 조건이라고 생각해 버린다. 그리고 인간 사회의 삶이 험난하다고 생각하는 사람이 되어 버린다.

절대 불가능하다고 여기던 일이 이념으로 가능하게 되었다는 것 자체가 인간의 힘으로는 될 수 없는 일이기에 믿지 않는 것은 당연하다고 할 수 있다.

사람의 지혜로는 불가능했지만 ESP의 파워로 가능하게 되는 일들이 특정한 때, 특정한 일에만 한정되는 것이 아니라 모든 일에서 일어나는 것이다.

ESP의 파워로 매일의 생활에서 발생할 수 있는 불안이 없어지고, 마음이 풍요로워지며 주위 사람들과의 생활이 즐거워졌다. 이로 인하여 더욱더 생활이 향상되고, 인생이 밝아졌으며 희망에 불타오르고 있다. 이런 이유로 ESP(超常現象)는 ESP 팬의 마음속에 존재하며 초능력은 실용화된 것이다.

3. ESP에 의지하면 빠른 시간 안에 행복해진다

모든 인간은 행복을 추구하기 위하여 여러 가지 책을 읽고 또 이야기를 들으며 교육을 받는다. 어떠한 불안도 없는 생활, 보람 있는 삶을 살고자 하는 것은 예부터 변치 않는 인간의 마음이다.

인간으로서 따뜻한 마음을 추구하는 것은 본능이기 때문이다. 이러한 마음을 상실한다면 이미 인간이 아니다. 또한 인상도 변하게 된다. 사람의 얼굴을 보고 그 사람의 마음을 판단하는 것은 그러한 이유에서일 것이다.

그러나 과연 자신의 얼굴이 자신의 마음까지 반영(反映)하고 있다고 자계(自戒)하는 사람이 있을

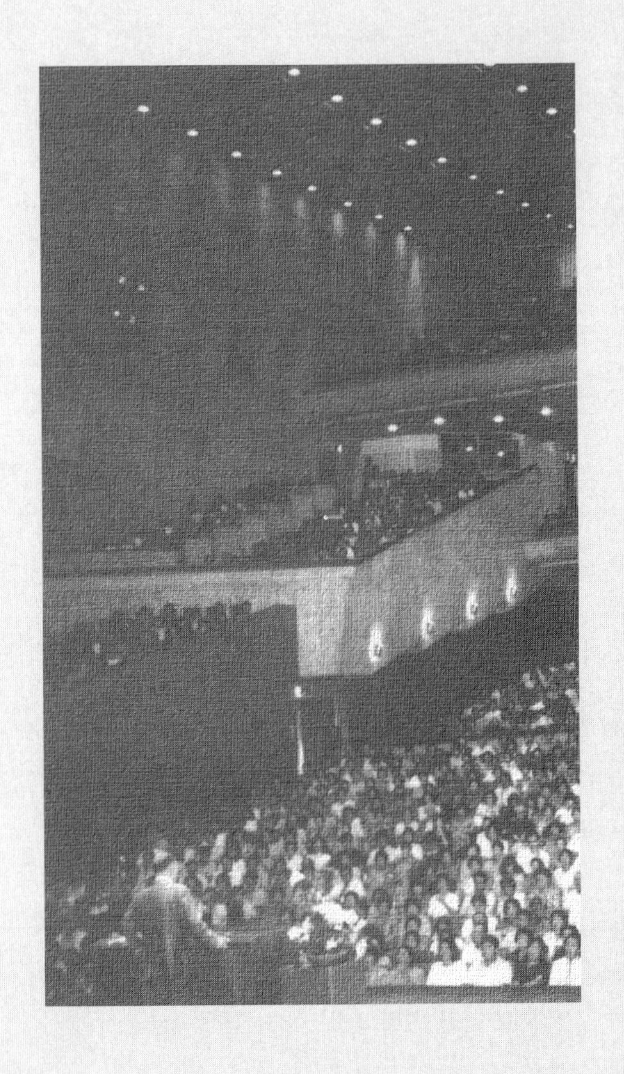

까?

오히려 남의 얼굴을 보고 엄격한 사람, 어진 사람, 욕심이 많을 것 같은 사람, 성질이 급할 것 같은 사람, 어두운 사람, 밝은 사람 등 여러 사람의 인생관과 처세술(處世術)이 당신의 마음에 반영될 것이다.

사람의 얼굴을 보면 그 사람의 생활을 연상하게 된다. 어떻게 하면 부드럽고 풍요로운 마음이 되는 것일까? 마음이 변하면 얼굴도 변하게 된다. ESP 지도 테이프의 A면이든 B면이든 어느 쪽이라도 좋다. 마음속으로 가볍게 100(1초 간격으로)을 세고 듣는 것이다. 마음은 따뜻해지고 지금까지의 걱정거리는 사라지게 된다. 마음이 편안하게 안정되고 사람에 따라 갑자기 세상이 밝게 보인다. 이것으로 그 사람에게 행복의 문이 열리게 된다.

그러나 ESP 지도 테이프를 듣기 전이라도 이 책을 손에 쥐게 되면 그때부터 당신의 마음은 변하게 된다. 지금 이 자리에서 이 책을 당신의 가슴에 대고 천천히 100(1초 간격)을 헤아리면 된다.

단지 이것만이 아니고 ESP 지도 테이프를 구하기 전에 이 책이 ESP 지도 테이프의 위력을 보여 줄 것이다.

이것을 계기로 하여 ESP 지도 테이프에 자신의 운명을 건 사람은 10일이 채 되지 않아 행복을 체험하게 될 것이다.

ESP 지도 테이프에 대해서 사람에 따라서는 장삿속이라고 보는 사람도 많으리라 생각된다. 그러나 이 테이프가 사람의 마음을 바꾸어 주고 행복으로 이끌어 준다고 자위할 수 있다. 또한 옛 성자도 아무런 대가 없이 사람의 도를 가르치는 수고를 하셨다고 생각하면 일소(一笑)에 부칠 수도 있다.

그 누구도 도저히 알 수 없으며 믿을 수 없는 일이다. 그래서 1984년 『최후의 초염력 제1탄』이 발간되자 나는 곧 이 책의 내용이 사실이라는 것을 알아주었으면 하는 마음에서 전국을 돌아다녔다. 한 달에 평균 7회 내지 10회씩, 지금까지 6년 동안 600회 이상이나 전국 순회강연을 계속하고 있다.

어느 강연회에서나 이 염력의 힘을 이해시키기 위해서는 사실을 보여 주는 수밖에 없다. 제1탄과 제2탄은 이 ESP의 파워로 난치병이 치료된 사람들의 체험담과 감사의 편지가 책 내용의 대부분을 차지하고 있다.

이러한 사실을 확인하는 방법은 강연장에 있는 사람 중 난치병 환자를 여러 사람이 보는 앞에서 고쳐 주는 방법 외에는 없다.

강연과 지도 시간은 약 두 시간 30분, 두 시간에 50~60명의 난치병 환자를 염력 치료하고 있다. 물론 현대 의약으로 치료가 불가능하여 고통 받는 사람들뿐이다. 위암, 간암, 뇌성마비로 걸을 수 없는 유아, 목소리가 나오지 않는 사람, 이명(耳鳴), 난청, 류머티즘, 난치병으로 판정된 환자, 정형외과 환자 등등 심지어는 약의 부작용으로 고생하는 환자, 수술 후유증으로 괴로워하는 환자 등 어떤 종류의 환자가 염력 시료(施療)를 받고자 손을 들지 모른다.

ESP는 초염력, 초능력의 인지(人智)를 초월한 힘의 치료다. 따라서 병자는 단 한 번의 치료로 금방 낫는 것이라 생각한다.

60명이 있다면 60명 모두 그 자리에서 2분 이내에 치료되는 경우도 있다. 물론 그 자리에서 바로 낫지 않는 환자라도 70% 이상의 치료 효과는 볼 수 있다. 신뢰에 대한 만족감을 주지 못한다면 ESP과학연구소의 생명은 없어지고 존재도 사라지게 될 것이다.

나 혼자라면 상관없지만, 지금은 ESP과학연구소 밑에서 생활하고 있는 사람만도 2천 명이 넘는다. 따라서 ESP과학연구소가 없어진다면 그 사람들의 생활 터전도 없어지게 되는 것이다. 나는 이러한 목숨을 건 강연회를 계속 하고 있는 것이다. 비장함이라고나 할까, 대담함이라고나 할까?

그러나 나는 자신이 있다. 왜냐하면 그것은 나의 힘이 아니라 부여 받은 힘이라고 확신하는 절대적인 신념이 있기 때문이다.

따라서 사람들의 행복을 위한 것이라면 어떤 불가능도 가능으로 바꿀 수 있다는 강한 신념으로 생활한다. 이보다 더한 즐거움은 없다.

부여 받은 힘인 초염력, 초능력, 또는 영력(靈力)에 아무런 흥미를 느끼지 않았으며, 신앙을 쌓기 위한 훈련과 수행도 없이, 하루아침에 사람의 병을 고치게 되었다.

ESP의 염력 기구(器具)는 당신을 행복으로 이끄는 상품으로 일반적으로 말하는 상품과는 다르다. 당신의 마음을 나타내는 전대미문(前代未聞)의 신기(神器)라 하여도 지나친 말이 아니다.

현대는 과학에 의하여 인간의 마음을 상실한 것처럼 여겨지는 21세기의 우주 시대이지만 여전히 참마음[眞心]의 시대다.

참마음의 힘은 지구 한가운데에 있는 마그마에 신의 마음을 불어넣은 것과 같은 힘이다.

4. ESP 습득에 어려움은 없으며 어린이도 남의 병을 고칠 수 있다

작년 후쿠오카[福岡] 강연회 때의 일이다. 맨 앞줄에 초등학교 3학년 정도의 남학생이 앉아 있었다. 그 학생의 옆 자리에 있는 어머니에게,

"어디 몸이 불편한 곳은 없습니까?" 하고 물어보니,

"오늘 아침부터 위가 좋지 않습니다."라고 대답하였다. 그래서 나는 옆의 아이에게,

"그러면 눈을 감고 '어머니의 위를 부탁합니다' 라고 말한 다음 30까지 세어 보세요." 하였다. 그

리고 30초 정도가 지났다.

"어머! 개운해졌네." 하며 그 아이의 어머니는 놀랬다. 어머니는 흥분한 목소리로,

"선생님! 이 아이는 평소 성적이 좋지 않아 가끔 ESP 테이프를 들려주었습니다. 지금까지는 100점을 받은 적이 한 번도 없었는데 최근에는 80점에서 100점 사이의 점수가 많아졌습니다."라고 하였다. 강연장에 있는 사람들의 얼굴도 한층 밝게 보였다.

그 후 초등학생 정도의 어린이를 데리고 오는 어머니가 많아졌다. 들어 보면 부모님과 재미있게 이야기도 하게 되었고 학교생활도 즐겁게 되었다고 한다. 물론 성적도 부쩍 향상되었다고 한다. 그러므로 먼 곳에서 아침 일찍부터 어린이를 데리고 오는 것도 당연하다고 하겠다.

6년 전 처음으로 강연회를 시작할 당시 입장자는 1회 강연에 고작 200~300명 정도였으나, 3년 전부터는 어느 강연장이나 천 명 이상이 모였으며 2천 명, 3천 명 이상이 모일 때도 있었다. 3년 전 구마모토[能本] 현 우도[宇土] 시 '불의 나라 랜드'에서의 강연은 아침부터 장대비가 쏟아졌다

(600여 회의 강연 중 비가 내린 경우는 3회). 그러나 강연이 끝나도 악수를 청하는 사람의 행렬이 끝없이 이어졌다. 마츠모토[松本] 지도원이 계기(計器)로 참석자를 체크한 결과 자신을 포함해 모두 3,375명이라고 하였다. 모든 사람과 악수를 마쳤을 때는 이미 두 시간 이상이 지났다.

나와 악수하고 있는 동안에는 비가 조금씩밖에 내리지 않았지만 많은 사람들이 두 시간 이상 줄지어 서 있다고 생각하면 조금도 피곤하지 않았다. 악수를 모두 마치고 마츠모토 지도원으로부터 참가자 수를 들은 후, 나는 감격한 나머지 가슴이 막히고 눈물이 흘러내려 그 장소를 떠나는 것조차 잠시 잊었었다.

이제는 나의 강연회에 대하여 거의 선전하지 않고 있는데도 오후 한 시의 강연회에 참석하기 위하여 아침 여섯 시경부터 강연장에 나오는 사람도 많다. 1990년 4월 15일의 도쿄[東京] 강연회 때도 행사 담당자가,

"오늘은 아침 여섯 시경부터 사람들이 줄지어 서 있었습니다."라고 하여 강연회 서두에 물어보니,

"나는 새벽 세 시에 집에서 나왔습니다." 하며

60세 정도의 아주머니가 웃는 얼굴로 대답했다.

어느 강연장에서나 비슷한 광경이 벌어진다. ESP과학연구소는 올해로 35년째를 맞이하였다. 그동안 쉰 것은 1989년 10월 28, 29일 이틀뿐이었다. 그 누구도 믿을 수 없으며 알 수도 없는 세계의 힘이다.

그래서 이 힘의 사실을 일반 대중에게 정확하게 알리기 위하여 지난 35년 동안 자신을 돌볼 여유도 없이, 인생을 걸고 이 일에 몰두하였다. 비록 휴식은 없었으나 일관된 신념과 행동에 대해 즐거웠다.

일반 사람들처럼 휴식이라는 말은 나의 마음속에는 없었다. 물론 사람들은 나에게 몸을 혹사시킨다고 하겠지만 나는 피로감을 전혀 느낄 수 없었으며 오히려 하루하루가 매일같이 즐거웠다. 그 바탕에는 사람들의 큰 기쁨이 있었으며 그 기쁨이 나로 하여금 하루를 쉬는 것조차 아깝게 만들었기 때문이다.

사람의 도리를 익히는 것은 힘들다. 사회의 거센 파도를 극복하는 데는 용의주도함이 필요하다. 하지만 그렇게 하다가는 마음이 굳어진다. 굳어진 기분으로 원만한 마음의 수양이 가능할까? 가능하다고 하여도 그것은 허식, 허영으로 보일 것이다.

본론에서 벗어난 글이 되었으나 어린이와 어머니에 관한 이야기, 장대비 속에 3천 명 이상이 모인 우도 시에서의 강연회 등 ESP 수득(修得)에는 어려움이 없다.

이제 사람들의 기쁨이 담긴 편지 두 통을 소개한다. 처음 것은 초등학교 2학년 학생의 편지다.

이시이[石井] 선생님께

저는 야마나시[山梨] 현에 있는 초등학교 2학년 1반 마츠바라 겐지[松原源治]입니다. 저는 어릴 때부터 몸이 약했습니다. 여름철에 모기에 물리게 되면 고열이 나곤 하여 그때마다 병원에 입원하였습니다.

선생님에 대한 이야기를 할머니께 들었습니다. 1월7일, 저는 할머니, 어머니와 함께 전차를 타고 도쿄 강연회에 갔습니다. 그 후에 저는 상당히 건강하게 되었습니다. 밥도 잘 먹고 시험도 보면 100점만 받게 되었습니다.

이시이 선생님 감사합니다.

마지막으로 부탁이 있습니다. 여름이 되어 모기에 물려도 열이 나지 않도록 저를 지켜 주십시오.

건강에 조심하시고 오래 살아 주세요.

열 살짜리 어린이의 편지 끝부분에 '건강하고 오래 살아 주세요.' 라는 격려의 말이 나를 무척 기쁘게 하였고 눈물이 핑 돌았다. 나는 어린이를 무척 좋아한다. 또한 어린이도 나를 좋아해 웃으면서 나에게 달려온다.

1990년 4월 1일, 도쿄 강연회 때의 일이다. 열 명 정도의 사람이 나에게 꽃다발을 주기 위하여 줄을 서 있었다. 그 사람들 속에 커다란 고릴라처럼 생긴 인형을 안은 마츠바라 겐지 군이 할머니와 함께 나란히 서 있었다.

순서가 되어 내 앞까지 온 마츠바라 군은 이 커다란 인형을 내게 내밀었다. 나는 웃는 얼굴로 말을 걸려고 하다가 놀랐다.

"어떻게 된 거지?" 하고 묻는 나에게 그의 할머니는,

"이 아이가 선생님께 드린다고 합니다."라며 대

답했다.

그 순간 강연장을 가득 메운 많은 사람들이 밝은 웃음으로 커다란 박수가 쏟아 냈다.

열 살짜리 어린아이에게 일흔이 넘은 내가 인형을 받는다는 것이 나는 너무 기뻐 잠시 말을 잇지 못했다.

다음은 혼자 사는 예순 살 여자 분에게서 온 편지를 소개한다.

이시이 선생님! 감사합니다. 완연한 봄인 듯 곳곳에 매화가 피기 시작했습니다.

오랫동안 편지를 드리지 못해 죄송합니다.

2월의 오사카[大阪] 강연회는 고마웠습니다. 이시이 선생님의 파워의 도움을 받은 지 1년 8개월이 됩니다.

처음 도움을 받은 것은 꿈같은 전환(轉換)으로 〈眞心(참마음) 신문〉 9월호에 실어 주신 것이 시작입니다. 그 이후 줄곧 염력 테이프를 몸에 지니고 있었으며, 덕분에 매일 한 걸음 한 걸음씩 앞으로 나아가고 있습니다.

첫째로, 몸이 아파 밤에도 잠을 이룰 수 없었

습니다. 그럴 때면 가슴과 등에 에스파 실(seal)을 붙이고 밤이 새도록 염력 테이프를 들었습니다.

1개월도 되지 않아 통증은 사라지고 반대로 졸려서 어찌할 수가 없었습니다.

이제는 자그마한 가게도 운영할 수 있게 되었습니다. 가게를 운영한 지 9개월이 되지만 하루도 쉬는 날이 없습니다. 건강에 자신이 없었던 저지만 지금은 아무 걱정도 없습니다.

이시이 선생님이 처음 ESP를 시작할 때와 같은 57세의 출발입니다. 감사합니다.

몸이 건강해져서 자그마한 밭에다 여름 야채를 가꾸었습니다. 오이, 가지, 토마토에 ESP 테이프를 들려주고 에스파 실(seal)을 밭에 묻었습니다. 농부도 깜짝 놀랄 만큼 훌륭한 오이가 열리고, 가지도 살충제를 뿌리지 않았는데도 싱싱하게 잘 열렸습니다.

또 염옥(念玉)을 집의 네 귀퉁이에 묻었더니 6년간 담장 가까이에 쌓여 있던 쓰레기가 반대편 밭에 쌓였습니다. 사소한 일이지만 사람의 마음이 이렇게 변할 수 있다는 것에 놀랐습니다.

작년(1989년 11월), 히메지[姬路] 강연회 후 선생님 주위에서 식사를 하였습니다. 그리고 3일째 되던 날이었습니다. 한 줄기 빛과 함께 천장이 보랏빛을 띠며 점멸(點滅)하였습니다.

선생님, 저는 지금 혼자 삽니다만 아무 걱정이 없습니다.

선생님, 오사카 강연회 때처럼 불멸의 사람으로 계셔 주시기를 기원합니다.

다음 달에 선생님을 뵙게 될 것을 즐거움으로 삼으며 가게를 열심히 꾸려 가겠습니다.

아무쪼록 잘 부탁드립니다. 지금은 조금씩이나마 〈참마음 신문〉을 받아 볼 수 있게 되어 마음도 더욱 든든해졌습니다.

이 모든 것이 이시이 선생님이 지도해 주시고 있는 사와타[澤田] 지도원 덕분입니다. 진심으로 감사드립니다.

열 살 어린이와 예순 살 여성의 편지를 소개하였는데 이 편지의 내용만으로도 ESP 사회는 은혜를 받는 데 있어 특별한 어려움이 없다는 것을 느

끼게 될 것이다

부기(附記)

내가 주재(主宰)하는 ESP과학연구소 산하에는 전국의 ESP 손님들에게 불편하지 않도록 나의 힘을 전수한 각 지역의 ESP 지도원이 홋카이도에서 오키나와까지 800여 명 있다(해외에는 한국, 미국, 싱가포르, 홍콩, 브라질 등). 또한 ESP 협력자도 수백 명이나 돼 항상 손님 여러분과 함께 행복의 기쁨을 나누며 밤낮으로 정성을 다하고 있다.

5. '발상 즉 행동(發想卽行動)' 하는 사람에게는 능력의 차이는 없다. 왜냐하면 자신의 지혜로 행동하지 않기 때문이다

사람들은 누구나 풍요로운 삶을 누리기 위해 부지런히 연구하고 노력하지만 좀처럼 뜻대로 되지 않는다.

극단적이지만 인간의 지혜는 갈등이기 때문이

다. 인간이 인간에 의해 훈련된 능력에 불가능한 요소가 많다고 하는 것은 인간적 교양에 한계가 있다는 것을 말한다.

그 한계를 초월하여 두뇌를 활동시키면 인간의 마음은 물리적으로 응고되며 과잉 교육으로 행동력이 없어지며 자신의 주장을 끝까지 관철하려고 하는 무례한 행동이 잦아진다. 참마음[眞心]이 없는 행동으로는 이 세상이 뜻대로 되지 않는다. 고생만 가중되는 불투명한 인생일 뿐이다.

이러한 인생론은 내가 새삼스럽게 이야기하지 않아도 누구나 알고 있으며 고민하는 부분이다…….

그러면 어떻게 하는 것이 좋을까?

인간 사회에서는 마음의 불안이 계속되지만, ESP 사회에서는 이러한 불안이 없으며 밝고 희망찬 삶을 살 수 있다. 불가능한 것이 가능한 일로 변화되는 것은 기적도 우연도 아니다. '될 수밖에 없다. 또한 되게 되어 있다.' (이 속담은 내가 젊었을 때부터 일관해 온 신념이며 지금도 마찬가지로 마음 밑바닥에서부터 우러나오는 강한 신념이다.)

현재 인간 사회에서는 이러한 태연한 인생철학

이 통용되지 않지만 ESP 사회에서는 망설임 없이 진인사(盡人事)하면 뜻한 것이 이루어진다. ESP 사회는 참마음의 사회이므로 당연하다.

ESP 사회의 교육은 사실에 기초를 두며 사실을 근거로 하여 인간 본연의 자세를 교육한다.

그리고 당신도 그렇게 하라고, 매월 각지에서 열리는 강연회나 ESP 동호회의 지도회에서 사실을 보이고 지도하며 그 자리에서 사실을 체험시키고 있다. 이처럼 확실하고 절대적인 교육은 없을 것이다.

등교를 거부하던 중학교 여학생이 고등학교에서는 우수한 학생이 되었다. 다음 편지는 공부에 시달리지 않아도 공부가 머리에 기억된다고 하는 증거의 내용이다.

이시이 선생님! 처음으로 편지를 드립니다.

저는 현재 시가[滋賀] 현 현립(縣立) 고교 3학년 학생입니다. 지금 제 성적은 반에서 2등, 전체 학년에서는 360명 중에서 10등 이내에 들 정도로 좋습니다.

이렇게 좋은 성적을 낼 수 있는 것도, 또 지

금의 고등학교에 다닐 수 있는 것도 모두 이시이 선생님을 만난 덕분입니다.

사실 저는 중학교 1학년 11월경부터 학교 다니는 것에 싫증을 느껴 학교를 그만두게 되었습니다. 제 자신은 등교 거부라고 생각지 않았지만, 세상에서 보면 그것은 등교 거부였습니다.

특별히 학교에 가서 친구가 없는 것도 아니고, 공부하는 것이 싫어서도 아닌데 아침에 학교에 갈 시간이 되면 배가 아프고 속이 좋지 않아집니다.

그렇게 가고 싶지 않은 상태가 계속되어 결국 2학년이 되어도 갈 수 없게 되었습니다.

학교를 쉬는 동안 지푸라기라도 잡는 심정으로 신(神)이라고 이름 붙여진 것들을 닥치는 대로 믿기도 했습니다. 이러한 상태를 죽은 혼의 장난이라 해서 비싼 돈을 들여 푸닥거리를 하기도 하며 가족이 이리저리 뛰어다녀 모든 일을 다 해주었습니다.

마지막으로는 『최후의 초염력』이란 책을 계기로 이시이 선생님의 존재를 알 수 있게 되어 마침내 수학여행 전인 중학교 2학년 2월 말부터 친구의 권유로 학교에 다시 다니게 되었습니다.

1년 이상 쉬었는데도 3학년에 진급할 수 있게 되어 쭉 다닐 수 있었습니다. 그런데 3학년이라고 하면 진로에 대한 생각을 하지 않을 수 없는데, 저는 쉬고 있는 동안 조금도 공부에 손을 대지 않았기 때문에 가장 중요하다는 2학년 때의 공부 내용을 몰라 수험 공부를 할 기분이 들지 않았습니다.

결국 이렇다 할 수험 공부를 못한 채 시험 시기가 다가와 현립 고교를 치면 떨어진다는 각오가 있어야 하기에 사립 고교를 치기로 했습니다.

저는 이시이 선생님께 의지해 합격하도록 부탁을 드렸는데도 불구하고 떨어지지 않을 거라고 생각했던 학교에서 그만 떨어지고 말았습니다. 그때는 이제 어떻게 해야 할까 생각 끝에 담임선생님에게 상의해 현립 고교를 치지 말고 한 단계 내려서 정하라고 권유를 받았습니다.

솔직히 말해서 현립 고교에 꼭 간다고 마음먹었던 저도 마음이 흔들렸습니다. 그러나 ESP 지도원인 아오키[青木] 선생님께 상담하니, "맨 처음 마음먹은 대로 해야 한다."라고 하셔서 불안한 마음이지만 현립 고교 한 군데만 응시하기로 했습니다.

공부할 기간은 1개월 정도. 이 시간으로 3년 분량의 교과목을 공부하는 것은 고통스러운 일이었습니다.

마침내 시험 날이 되어 책은 물론 연필, 지우개 등 시험 칠 때 사용할 것에는 모두 ESP 실(seal)을 붙이고 시험을 쳤습니다.

문제를 많이 풀지 못해 시험 치고 나서 합격자 발표가 있기까지의 일주일간은 불안한 나날의 연속이었습니다.

드디어 합격자 발표 날이 되어 걱정해 주신 담임선생님이 서둘러 발표를 보러 가셔서 저에게 합격 소식을 전해 주셨습니다.

너무나 기뻐서 눈물이 났습니다. 합격만 할 수 있다면 그 후에는 좋은 성적을 위해 노력하겠다고 선생님께 말씀드렸으며, 이제부터 시작이라는 생각을 했습니다.

합격하고 나서 고등학교에 다니는데 같은 고교 시험을 친 학생 중에 저와 사이좋은 친구가 없어서 무척 불안했습니다. 학급에도 모교에서 온 학생은 저뿐이었습니다. 그러나 금방 적응할 수 있었습니다. 이것이 오히려 자기 자신을 자유롭게 변화시킬 수 있어서 좋다고 생각했기 때문입니다. 지금은 모두들 저에게 '발이 넓구나.' 라고 말해 학교 내의 모든 학생들과 거의 아는 사이로 지내고 있습니다.

학교에 가는 것도 통학이 조금 불편하지만 즐겁습니다.

지금 생각하니 '사립 고교는 이시이 선생님께서 일부러 떨어지게끔 해주셨구나, 비싼 입학금을 내지 않아도 되도록……' 하는 느낌이 듭니다.

나중에 들은 것입니다만, 역시 저의 합격 여부를 놓고 옥신각신하던 끝에 출석 일수가 적은 것에 비해 시험 결과가 좋아 합격시켜 주자는 쪽으로 판정이 났다고 합니다. 잘 치지 못했다고 생각했던 시험 성적도 무척 좋은 편이었다고 합니다.

이웃은 물론, 모두 깜짝 놀랐습니다. '저렇게 학교를 쉬고도 그 현립 고교에 합격하다니……' 라는 얘기를 가족도 자주 들었다고 합니다.

중학교 생활의 절반은 제게 없었습니다만, 지금은 이것이 조금도 헛된 일이라고 생각하지 않습니다. 오히려 좋았다고 생각합니다.

이런 일 덕분에 이시이 선생님을 만날 수 있었다는 것이 무엇보다 기쁜 일이며, 취미도 많이 살릴 수 있었습니다. 요리, 양재(洋裁), 편물 등 좋은 경험이 되었습니다.

이번에는 내년에 대학 시험을 앞두고 있었습니다. 선생님들로부터 기대를 받고 있습니다만 공부는 아직 하고 있지 않습니다. 그러나 지금부터 열심히 노력하려고 합니다.

세상에 이만큼 강한 내 편은 없습니다.

지금까지 여러 가지로 정말 고마웠습니다. 그리고 앞으로도 강한 내 편이 되어 주십시오.

길고도 기쁜 편지를 소개했다. 사람에게는 능력

의 차, 노력의 차도 없다. 여기에 이 글을 소개한 이유는, 사실을 확인하는 데는 이 편지가 가장 적당하다고 생각했기 때문이다. 또한 등교를 거부하는 자녀를 가진 부모, 자녀의 장래를 생각하는 부모들에게 바치고 싶었기 때문이다.

이 학생은 고교 입시에 가장 중요한 중학교 2학년 때의 1년간을 등교 거부로 교과 내용을 배우지 않았다. 그런데 실패할 경우를 생각해서 시험을 치른 사립 학교는 불합격하고 그보다 더 어려운 공립 고교에 합격했다. 그것도 출석 일수가 부족한데도 상위의 성적이었으므로 선생님도 합격 자격이 충분했다고 여겨 합격 판정을 내린 것이다.

이 학생같이 등교 거부를 해 중학교 3학년 전 학기를 가지 않았는데 수험생 총 900여 명 중 합격자는 380여 명이라는 좁은 입시 관문에 당당히 합격한 학생의 어머니로부터 온 편지도 있어 그것은 작년 4, 5, 6월 전국 각지 강연회에서 소개했다. 이 어머니는 말할 것도 없이 등교 거부의 아이를 데리고 있어 매일 고심하는 부모들에게 이 밝은 소식을 알려주고 싶었던 것이다.

이러한 사실이야말로 부모들에게 크나큰 감격

과 안도와 용기를 불러일으킬 것이다. 인간 모두 각각 외견상의 차이는 있어도 마음 깊숙한 곳의 능력에는 차이가 없다.

자신의 본명(本命. 타고난 운명)의 길을 걸으면 본능이 형태를 나타내며 형태는 사실이란 것이다.

앞의 등교 거부 중학생의 편지만 하더라도 ESP 사회에서는 특정한 사실이 아니다. 왜냐하면 ESP라고 하는 것은 초상 현상이란 뜻이기 때문이다. 불가능을 가능하게 하는 것, 그것이 초상 현상이다.

희소가치의 불가사의한 현상만으로는 인간 사회에 ESP 사회가 존재하고 있다고 제언(提言)해도 아무도 받아들이지 않을 것이다. 미치광이라고 상대하지 않을 것이라는 것도 나는 충분히 알고 있다.

특정 사실, 특정인에게만 ESP의 능력이 있다고 한다면, 나는 6년 전부터 고보다이시[弘法大師]님이 기뻐하실 만큼 일본 전국 방방곡곡을 다니지 않았을 것이다. 지금으로서는 어느 강연장에서나 ESP 능력의 저력을 인식시키려면 신체의 통증을 없애고 상쾌하게 하는 것이 가장 알기 쉬운 방법이라고 생각한다. 그 때문에 처음 강연회에 온 사람에게는 이 능력으로 타인의 신체의 아픔을 씻어 주지 않으면 안 된다.

이 치열한 실험을 3년 전부터 강연회마다 약 50명 정도의 사람에게 체험시켜 한 사람도 만족하지 않은 사람은 없었다. 강연 횟수로 보면 지금은 체험한 사람이 약 2천 명 이상은 될 것이다.

사람들에게 ESP의 사실을 계속해서 실증(實證)해, 2년 전부터는 마침내 세상에서도 이해의 조짐을 보이기 시작했다. 의사 선생님으로부터도 적극적인 협조를 얻을 수 있어 의학 관계자들의 응원도 많아졌다.

이제부터는 세계 어디에서든 나를 부르는 소리가 들려올 것이다. 물론 그것은 내 힘이 아니기 때문이다.

제 2 장

종교의 미덕은 ESP가 나타낸다

제 2 장

1. 남을 도우면 자신도 좋아진다
2. 신의 세계도, 종교의 세계도, 인간의 세계도 모두 당신의 생활 속에 있다
3. ESP의 '발상 즉 행동'과 일반 사람들의 '발상 즉 행동'은 크게 다르다
4. 종교의 이념과 ESP의 '발상 즉 행동'이 있으면 최고의 인생
5. 『최후의 초염력』 책으로 당신은 행복을 체험한다

1. 남을 도우면 자신도 좋아진다

나는 종교에 관해서는 전혀 공부하고 있지 않다. 그래서 종교를 말할 자격이 없다고 얘기해도 좋다. 아예 관심이 없다고 해도 좋다. 왜냐하면 그것은 내 주위의 환경을 너무 의식해서 그렇게 할 수 없었던 것이다.

분명히 말하면, 나는 세 살 때 어머니를 여의었다. 나는 어머니의 사진이 한 장도 없기 때문에 어머니의 얼굴을 모른다. 물론 어머니의 사랑을 알지 못한다. 어머니가 돌아가신 후 1년 정도 지났을 무렵 계모가 들어왔다. 그리고 얼마 안 가서 여동생이 태어났다. 계모는 내가 상냥하게 대해도 차가웠다.

나는 소년기 때 돌아가신 어머니의 존재를 강하게 그리워하게 되었다. 초등학생 당시 때 지은 시(詩)를 지금도 기억하고 있다.

어머니와 이별하고 10년 세월 저물어 여름이

되었구나.

시 같지 않은 시이지만 나를 어머니 대신 귀여워해 준 단 한 사람의 누나가 다음해에 시집가고 나서는 고독감보다는 계모에 대한 허무한 위화감을 느끼게 되었다. 물론 불단(佛壇)에 합장하는 것도 계모 때문에 삼갔다.

돌아가신 어머니의 제사는 회기(回忌)가 돌아와도 한 번도 드린 적이 없었고 어머니의 무덤도 최근까지 60여 년 동안 비석 없는 가련한 모습이었다.

어린아이였지만 '어머니, 반드시 묘를 세워 드리죠.' 하고 약속했던 것을 6년 전에 드디어 지킬 수 있었다. 나는 어머니 제삿날을 몰랐지만 뒤늦게나마 어머니의 50회기를 했다.

이러한 경우였기에 계모가 꺼릴까 봐 종교의 가르침을 받을 수 없었다. 그렇지만 돌아가신 어머니를 그리워하는 고독의 애수는 한층 강해 사람의 정, 따뜻한 마음을 찾아 사람들의 친절이나 애정에 대해 마음으로부터 기뻐하게 되어 나는 남을 위해서라면 자신을 생각지 않는 흐뭇한 신념이 생기고 있었던 것을 지금 이 제3탄의 원고를 쓰면서 생각했다. 이것은 돌아가신 어머니의 최고의 가르침이며, 이끄심이며, 또 어머니의 사랑이 오늘도 강하게 살아 있다는 것을 몸소 느낄 수 있었다.

종교의 가르침이 무엇인지는 모르지만, 나의 행동을 생각하면 종교의 가르침을 사실 그대로 나타내고 있다고 생각한다.

그 하나로 내 강연회에 참석하신 분이라면 아시고, 체험하신 것이겠지만 만원인 강연장에서,

"오늘 처음 오신 참가자로 남의 병을 치료해 보고 싶은 사람, 두 사람만 앞으로 와 주십시오."하고 두 사람을 뽑는다. 이번에는 치료받고 싶은 요통, 어깨 결림, 다리 통증 등 몸에 통증이 있는 사람을 거수로 두 사람을 뽑는다(이 두 사람은 자리에 앉은 채). 뽑힌 사람의 병을 치료하고 싶은 두 사람에게 ESP 지도 테이프를 헤드폰으로 듣게 하고서 '당신은 허리 아픈 사람', '당신은 어깨 결림 환자' 하고 가르치며, 30(약 30초)을 헤아리게 한다. 그 결과 어떻게 되었을까. 두 사람의 요통, 어깨 결림은 다 나은 것이다.

두 사람은 파워(power)를 처음 보냈고, 환자는

요통, 두통이 자신에 대한 것임을 잊고 있었는데도 치료되었다고 한다. 너무나 이상한 일에 당사자나 강연장의 사람들은 믿을 수 없어 어리둥절해 놀란 모습이다.

"남을 도우면 자신도 좋아진다."

정말 종교의 가르침 그대로이다. 이만큼 확실한 현실은 없다. 그것도 수천 명이 보는 앞에서 보인 것이다. 그러나 간단한 일이다.

이렇게 내가 말해도 여러분은 자기 나름대로 사물에 대한 사고방식이 있어, 나는 단지 사실(事實)이 있으면 좋다고 생각한다.

2. 신(神)의 세계도, 종교의 세계도, 인간의 세계도 모두 당신의 생활 속에 있다

종교의 가르침, 책을 읽더라고 교양을 위해 읽기 때문에, 지식은 사람 마음속에만 있고 일상생활 속에는 나타나지 않는다. 왜 나타나게 할 수 없는 것일까? 그것은 세상과 일치하지 않기 때문이다.

ESP 사회란 알 수 없는 말이지만, 말 그대로 불가사의의 현상 사회이기 때문에 설명도 이해도 필요치 않다. 오로지 사실만을 보여 준다.

불안이 없고 괴로움이 없는 세상이, 지금 당신의 생활 속에 있기 때문에 지금 그대로 사람들에게 즐겁게 행동하면 바로 그것이 ESP 사회의 행동인 것이다. 언젠가 무의식적으로 자신에 대한 것을 잊고 있다는 걸 깨달을 것이다.

이것이 참마음[眞心]이 있는 당신의 모습인 것이다. 주위도 밝고 당신의 표정도 밝다. 이럴 때 사람들의 마음과 당신의 마음이 하나가 된다. ESP 사회의 생활이 당신 생각대로 되는 것도 당연하다고 할 수 있는 것이다.

행복의 편지를 소개한다.

이시이 선생님, 처음으로 편지를 씁니다. 선생님으로부터 많은 행복을 받았는데 감사의 말씀이 늦어 무척 죄송합니다.

매월 두 번의 도쿄 강연회는 제 인생, 아니 우리 가족, 또 제 주위에 있는 많은 친구나 그 가족이 행복해지고, 매일 밝고 즐겁게 생활할 수 있게 해준다는 것을 알기 때문에 반드시 참가하고 있습니다. 정말 감사합니다.

우리 아이가 등교를 거부해 가족들의 마음이 상해 있을 때, 저의 처숙모로부터 선생님에 대한 얘기를 듣고 저는 ESP 동호회 회원에 입회했습니다. 그날부터 제 마음은 바뀌었고 1년 정도 지났을 때 우리 가족 모두의 마음이 한 마음이 되었고 아이도 밝고 건강하게 학교를 다니게 되었습니다. 정말 고맙습니다.

앞으로도 염력 지도 부탁드립니다. 선생님도 매일 건강하시고 건투해 주십시오. 저도 열심히 하겠습니다.

대부분의 사람들은 이런 사실을 들어도 자신에게는 일어날 것 같지도 않고, 불가능하다고 생각하여 남의 일처럼 넘겨 버리지만 막상 당해 보면 어떻게 해야 할지 망설여지며 자신의 생각만으로 하려고 하기 때문에 어려워서 되지 않는다.

ESP 사회에서는 왜 아무것도 없는데 이렇게 생활이 급변하는 것일까? 한마디로 말하면 인간 사회는 타인의 집합소이다.

사람은 모두 풍요롭고 즐거운 생활을 꿈꾸고 있다. 재물이나 돈이 있어야만 즐거운 생활을 할 수 있을 것이라고 생각하고 그것을 위해 그 수단을 생각한다. 삶의 수단이라는 것은 자신만의 욕망으로, 심지어는 남은 아무래도 좋다고 생각하는 사람도 있는 것이다.

이 세상의 외면은 보살(菩薩)과 같으며 내면은 야차(夜叉)와 같아 이런 것을 생존 경쟁의 사회라고 말한다.

인간 사회는 연대 사회이기 때문에 상부상조의 미덕이 있어 매일 즐겁게 생활할 수 있다. 그것이 생각처럼 되지 않는 것은 의식적으로 행동하고 상대방 마음에 깊게 인식되지 못해서다.

타인과의 대화를 밝고 즐겁게 기쁘게 할 수 있다는 것은, 더불어 행복의 가도(街道)를 걷고 있다는 것이며 물론 자신에 대한 것은 잊고 있다. 또 어느새 자신의 일이 좋은 쪽을 향하고 있다는 생각이 들게 된다.

대화 내용에서 자기주장을 피하고 상대방이 바라는 바를 중심으로 생각하고 즐겁게 할 수 있도록 항상 유의하고 있으면 일은 자연히 즐거워지는 것이다. 그렇게 하면 발전되지 않는 것은 없다.

앞에서 서술했던 것처럼, 나는 종교에 관심을 가질 여유는 없었지만 종교의 모습은 아름답다. 그것은 자신을 잊은 행동이기 때문이다.

사람들은 흔히 강연회에서의 나의 말 한마디 한마디가 종교적인 말이 섞여 있다고들 한다. 그럴지도 모른다.

첫 강연회부터 나는 원고를 가지고 단상에 오른 적도 없고 오늘 무슨 말을 할까 하고 생각한 적도 없다. 마음의 준비는 더욱 없었다.

ESP의 이차원(異次元) 현상을 이해하게 하는 데는 사실(事實)을 공개하는 것 이외에는 없기 때문이다. 사실을 공개하는 되는 강연회가 최고의 수단이다.

앞서 말한 대로 강연회를 시작한 지 6년 가까이 되지만 시작할 무렵에는, "연설은 서툴지만 마음이 끌려서 즐거워진다."고들 했다. 강연회는 중간 휴식 없이 세 시간이지만 끝날 때까지 도중에 자리를 뜨는 사람은 없었다.

강연회를 시작해서 3년간 입장자 수는 평균

200~300명 정도, 그 후로 점점 늘어나 지금은 적어도 천 명 이상은 넘었다.

1988년 3월 30일, 한국 서울의 세종문화회관에서의 강연회에서는 3층까지 사람이 넘쳐 3천 명 이상이 입장하였다.

병과 아픔에 시달려 손을 드는 사람들이 모두 1분도 되지 않아 속속들이 완쾌하는 사실을 목전에서 보는 것은 대 감격이며 흥분되는 일이었다. 타국 사람들이 기뻐하는 모습을 보면서 이런 것이라면 세계 평화를 이룩하기 위해서는 고생이 필요없겠다고 생각했다. 세계 인구 68억 모두가 사이좋고 즐겁게 생활했으면 한다.

그런데 살인 병기의 성능과 위력을 자랑하고 전쟁만을 생각하는 권력자가 있다. 옛날이나 지금이나 조금도 변함없이 21세기는 우주 시대라고 하는데 과학만이 앞서 나가고 사람의 마음은 인간의 본능을 잊고 있는 것 같다.

신의 세계에도, 인간 사회 속에도 자신이 생각하는 일에 정신을 모두 쏟으면 마음도 안정되고 사물을 냉정하게 관찰, 대처하게 돼 망설이는 일도 없다. 거기에는 잡념의 틈이 생기지 않는다.

스스로 불가사의한 생각을 할 때, 갑자기 앗! 하고 놀랄 만한 생각이 머리에 강하게 떠오르는 것을 경험했으리라 생각한다.

이것이 하늘[神]의 계시다. 한 순간의 번뜩임, 그것을 그대로 행동에 옮기면 하는 일에 자신감과 적극성이 생겨 생각한 대로 된다.

이것저것 생각하지 않은 행동은 자연스러운 행동으로 그 속에는 인간적 사회에 오탁(汚濁)된 의식이 없기 때문에 유쾌하다.

신의 세계도 지금 당신의 생활 속에 있다고 한다. 확고한 이유는 이것이다. 언제나 '발상 즉 행동(發想卽行動)'이 없으면 행복의 도표(圖表)인 하늘의 계시는 나타나지 않는다는 것.

3. ESP의 '발상 즉 행동'과 일반 사람들의 '발상 즉 행동'은 크게 다르다

흔히 사람들이 말하는 '발상 즉 행동'과 ESP의

'발상 즉 행동' 은 왜 다른 것일까. 양자의 발상 동기와 원점을 알기 쉽게 설명하려 한다.

일반 사람은 흔히 '발상 즉 행동' 에 깊은 관심과 기대를 갖지만 이것을 행동의 생명으로 삼고 있는 나는 이 세상의 변화에 놀라 크게 쾌재를 부르고 싶다.

사람들의 경거망동은 실패의 원인이 되며, 행동을 할 때는 돌다리라도 두드리고 건넌다는 것이다. 즉 무슨 일이나 충분히 생각지 않고 행동하면 안 된다고 초등학교 때부터 단단히 교육을 받아왔기 때문에 이것이 교육의 기본이 됐다.

지금 이 연구의 기본은 더욱 복잡해져 약한 두뇌가 혼란해지고, 하는 일이 알 수 없게 되는 것은 당연하다고 말하고 싶다.

발상은 두루두루 고려하고 조심해서 사물을 시험해 보지 않고 하면 고생하게 된다고 깊이 세뇌되고 있는 것이다. 이것으로는 행동에 안정이 없고 세상은 작게 보이며 주의 깊게 되어 스스로의 일에만 집착하기 때문에 자기주장만 하는 대인 관계가 되고, 그러한 환경으로부터 나온 발상이기 때문에 즉 행동(行動)으로 옮겨도 표적(標的)이 정해져 있지 않고 적극성이 없는 것이다.

왜 내가 그렇게 생각했는가 하면, 최근 서점에 이런 종류의 책이 많이 나왔지만 이것을 찬미하는 사람이 별로 없기 때문이다.

그러면 ESP의 발상의 원점은 어디인가 하면 그것은 일반 교육에서 나온 발상이 아니라고 하는 것이다.

처음 접하는 독자는 이해하기 어려울 것이라 생각하지만 『최후의 초염력』은 제1탄, 제2탄 모두 100만 부 이상이 팔리고 있다. 이 책을 100회 이상이나 되풀이하고 되풀이해서 읽었다고 하는 사람의 편지를 보면, 읽으면 읽을수록 마음이 차분해지고 주위가 밝아진다고 한다.

등교 거부 학생의 책가방에 이 책을 넣었더니 그 학생은 즐겁게 학교에 다니기 시작했다고 한다.

수많은 기적을 이미 수많은 사람이 피부로 체험하고 있다.

ESP의 초염력(超念力) 지도를 받으면 몇 분도 지나지 않아 지금까지와는 다른 마음의 변화를 느끼게 된다.

처음으로 이 책을 읽는 사람은 실없는 소리라고

생각하겠지만 ESP의 저력은 해명할 수 없다. 사실만큼 확실한 웅변은 없는 것이다.

지금까지 읽은 당신의 심경은 어떤가? 앞에서 설명했던 것처럼 신체에 불쾌한 곳이 있으면 처음에 그것을 생각하고 60을 헤아린다면 차이를 알 수 있을 것이다.

이 책만으로도 마음먹은 것의 현상이 나온다. 이것이 ESP의 환경이다. 이 환경에서 나오는 발상은 그야말로 한층 더 상쾌한 발상인 것이다.

어느 강연회에서나 수천 명 앞에서 자신 있게, "발상이야말로 신의 가르침의 시작이다. 바로 행동하라. 생활이 즐거워집니다."라고 단언하고 있다.

강연회에 매회 오는 사람은 대단히 많다. 그러나 누구 하나 이론(異論)을 제기하는 사람은 없다.

오히려 ESP 초염력 덕택에 생활이 180도 급변해 매회 즐거운 마음으로 오고 있다는 사람이 많아 스스로도 기쁘다. 그러므로 매번 오는 사람이 많다.

금년 1월 오사카에서의 ESP 동호회 회원 지도회 다음날 아침의 일이다. 회원인 여성으로부터 밝고 커다란 목소리의 이런 기쁜 전화가 왔다. "어

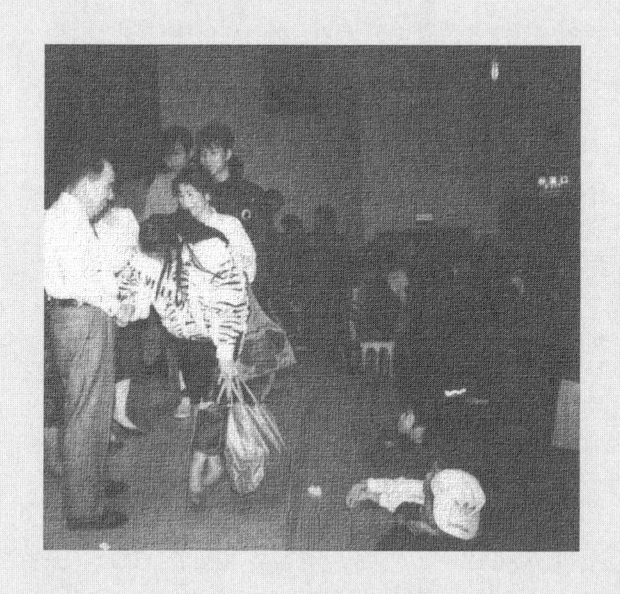

제 지도회를 끝내고 집에 도착하니, 나이 스물다섯이 되었어도 이제까지 집안일 같은 것은 하나도 하지 않았던 딸이 저녁 준비를 하고 목욕물까지 데워 놓고 기다리고 있었다."고 한다. 이렇게까지 사람의 마음을 바꾸는 것은, ESP 힘의 오저(奧底. 깊은 속이나 바닥)는 예상할 수는 없으나 사람을 지배하는 무언가가 있기 때문이다.

신밖에 할 수 없는 일들이 일어난다. 그 근원에는 번뜩이는 발상은 사람의 수양에서 나오는 발상과는 구별할 수 있다.

4. 종교의 이념과 ESP의 '발상 즉 행동'이 있으면 최고의 인생

'발상 즉 행동', 이 말은 ESP의 진심의 진수(眞髓)라고도 할 수 있는 가장 중요한 것이다.

『최후의 초염력』 제1탄, 제2탄에서 '발상 즉 행동'에 대한 것을 되풀이하여 말씀드렸고, 횟수를 거듭하는 전국 각지의 강연회에서도 6년 전부터 지금까지 이 말을 일관하고 있다.

'발상 즉 행동' 이것은 인간적 행동이 아니다. 발상은 자신의 생각이 아니고 또한 만든 것도 아니다. 그것은 끊임없이 솟아나는 생각이며 기상(起床)했을 때부터 연이어 나오는 생각대로 용기를 갖고 최선을 다해 행동하는 것이다.

예를 들면, 저것을 하고 싶다고 생각되면 그것이 발상의 전환이라면 자신도 모르는 사이에 그 일에 착수하고 있다.

나는 이것을 신이 부여한 발상의 전환이라고 말하고 싶다. 그래서 실패가 있을 수 없는 것이다.

그것을 인간적 행동으로 말하면 무책(無策), 무폭(無暴)일 것이다. 그러나 계획적인 행동으로 이것을 성취시킬 용기가 생겨날까? 생각대로 되지 않는다면 고독의 좌절감으로 끝없는 고뇌에 빠져들게 되고 사업 후퇴는 당연할 것이다.

'발상 즉 행동'에는 불안이 없다. 용기가 있다. 그것은 생각대로의 행동이기 때문이다.

왜 용기가 솟아나는 것일까? 발상은 신의 가르침이기 때문이다.

무신론자, 유물론자인 분들에게는 '쇠귀에 경 읽기' 일지도 모른다. 최근에 받은 편지를 소개한다.

남편이 암에 걸려 손쓸 길이 없다는 의사의 말에 낙심하고 있을 때 제가 3월 8일, 선생님의 스즈시카[鈴鹿] 강연회 때 선생님께서 마지막에 강연장의 모든 사람들에게 일제히 염력(念力) 파워를 주실 때, 저는 쾌기 담요를 펼치고 하늘에라도 기도하는 마음으로 파워를 받았습니다.

그리고 3월 9일, 의사의 진찰 결과 남편의 어디에서도 암이 발견되지 않았고 병원이 문을 연 이래 이런 일은 처음이라고 모두 놀랐습니다.

인지(人智)로는 도저히 상상도 할 수 없는 일로서 이것은 기적도 우연도 아니다. 이러한 예는 많다. 이 사람은 ESP의 참마음[眞心]의 울타리에 싸여 있어 그대로 발상을 실행했기 때문이다. 사업의 예도 마찬가지이다.

인간의 머리로 해명할 수 있는 범위는 어차피

인간의 생각일 뿐, 따라서 사람마다 마음에 불안이 없는 사람은 없다.

앞의 현실은 하늘에 인간 행복의 구조(메커니즘)가 있는 것을 강하게 가르쳐 주고 있다. 이 구조는 인간 누구에게나 주어지는 것이고 또 누구라도 행복해진다.

다만 '참마음'이 있으면 된다. 그 '참마음'은 ESP가 이끄는 것이다.

참마음은 자신을 전혀 생각지 않고 상대를 기쁘게 해주는 것이다. 그것은 누구라도 가능한 것이며 세상이 즐거워진다. 나도 일심으로 일에 열중하여 앞뒤를 돌아볼 여유도 없다.

나는 초등학교 졸업 자격밖에 없다. 내가 종교나 교육에 대한 것을 이리저리 평가한다면 '우물 안의 개구리는 바깥세상을 모른다.' 고들 할 것이다.

물론 나는 상급 학교에 진학하고 싶었다. 그때마다 얼굴도 모르는 죽은 어머니를 생각했고, 어머니께서 살아 계셨으면 하고 몇 번이고 울었던 밤도 있었다.

나는 내 힘으로 진학할 수 있는 자신이 있었다. 그러나 가난한 살림살이로는 보통 사람들같이 교

육을 받는 것은 절대 허용되지 않는다는 것을 소년 시절부터 알고 있었기 때문에 중학교에 진학하는 것은 그림의 떡[高嶺の花(높은 산에 핀 꽃)]이라 생각해서 체념하고 있었다. 더구나 대학은 나에게는 생각지도 못하는 다른 차원의 존재라고 생각한 적도 있었다.

지금은 계모를 원망하진 않지만 초등학교 6학년 때 학교에 가는 것은 그만두고 '일하러 가라' 고 하셨을 땐 분했다. 적어도 고등소학교(중학교)만은 가고 싶었다.

어머니만큼 그리워했던 단 한 사람인 누나는 그런 나를 차마 볼 수 없어 외가의 외삼촌에게 고등소학교만이라도 다닐 수 있게 부탁을 해주었다. 그 당시의 일은 지금껏 나의 뇌를 떠난 적이 없었으며 누나에게는 무한히 감사하고 있다.

그러고 나서 나는 비록 학교에 가지 않았어도 학교를 나온 사람에게 뒤져서는 안 된다는 생각에 학교에 대한 반발심은 컸다. 그래서 교양에 관한 책은 닥치는 대로 독파했으나 종교 서적은 한 권도 읽지 않았다.

살아가는 현실만을 추구하고 있던 나에게는 종

교는 아름다운 이념의 저편이었다.

그러나 지금 생각하면 종교의 도덕을 실제로 행했던 것처럼 생각된다.

초등학교 3학년인가 4학년 무렵으로 생각되는데, 통학하는 길에 오래된 작은 절이 있었다. 그 절 문 앞에는 짧은 시가 열흘 정도로 바뀌어 쓰여 있었다.

그중 한 시가 나의 작은 가슴을 강하게 사로잡았다. 그 시에 격려 받으며 마음이 약해졌을 때는 언제나 그 시를 생각하며 용기를 냈고 투지는 더욱더 강해졌다. 내게는 그 시가 지금껏 내 마음의 지주가 되었다고 생각한다. 오히려 지금의 그 시의 문자가 더욱 선명하게 되살아나 더 강해지고 있다. 그 시는,

> 무슨 일이 있으신지 모르지만 그지없는 고마움에 눈물이 흘러내린다.

지금 나는 이 말의 가르침을 마음속 깊이 잠재시켜 자신을 잊은 ESP의 무(無)에서 나온 '발상 즉 행동'으로 일관해 사심(私心)에 망설이지 않고

세상의 기쁨을 기뻐하며 매일을 즐겁게 보냈기 때문에 오늘이 있는 것이라고 생각한다.

종교 이념이 내 마음이 되고 ESP의 '발상 즉 행동' 이 있으면 최고의 인생이라고 생각한다.

5. 『최후의 초염력』 책으로 당신은 행복을 체험한다

ESP의 차원은 형태가 없는 세계다. 그 힘은 인간이 예상조차 할 수 없으며 상식을 벗어난 첨단 과학, 난치병 극복을 위한 최고의 의술이라도 미치지 못하는 현상을 나타내고 있다.

ESP의 초상 현상은 인간의 극한적인 영지(英知), 심지어 반도체나 전자 과학의 첨단 기술을 결집해도 미래에도 영원히 해명할 수 없을 것이다.

왜 그런지 사람들은 우주 에너지라든가 텔레파시 등 과학 용어를 보고 흥미를 느끼지만 그 결과를 나는 모른다.

숟가락 구부리기, 투시 등 여러 가지가 행해지고 있지만 이것들은 인간의 생명, 행복한 생활과는 전혀 관계없는 일이므로 나는 초상 현상이라고 말할 수 없다고 생각한다.

그렇다면 ESP 초상 현상의 원점은 무엇일까? 나는 당당히 대답할 수 있다.

우주에는 천지창조, 삼라만상을 모두 통제하는 마음[心]이 존재하고 있다.

창세(創世), 인간 창조의 마음이 있다. 역사가 시작된 이래 나타나지 않았던 우주의 마음을 지금 ESP의 이름 아래 인간의 마음을 창조의 마음으로 소생시키고 있다.

그 현상은 첨단 의학으로도 고칠 수 없는 난치병, 예를 들면, 태어나서부터 걸을 수 없고, 말도 나오지 않는 유아를 걷게 하며, 유아에게 '고마워요'라는 말을 하게 하는 일이다. 이 원고를 쓰고 있는 4월 22일, 도쿄 강연장 4층은 여느 때처럼 초만원이었고 강연장에 들어갈 수 없는 사람들은 3층 모니터로 강연장 풍경을 보고 있었다. 그곳에도 약 200명 정도의 사람이 있었다. 몇 천 명의 사람들이 주시하는 가운데, 태어나서 지금까지 2년여 동안 전혀 걸을 수 없었던 유아가 나의 파워를 받고 5분도 지나지 않아 걷기 시작했다. 강연장은 감격의 눈물로 여기저기서 여성분들의 낮은 흐느낌으로 가득 메워졌다.

사람들의 놀람과 감격 속에서 진행된 강연과 지도는 그때부터 두 시간여 뒤에 끝이 났다. 내가 '아! 이제 끝났구나.' 하는 순간에 갑자기 커다란 목소리로 유아의 어머니가 소리쳤다.

"선생님, 아이가 똑바로 힘차게 걷게 되었습니다. 고맙습니다."

이러한 일을 일반인들은 기적이라 생각하고 있지만 ESP 회원 중에서는 드물지 않게 일어나는 일이라고 해도 좋을 정도이다.

특이 현상은 특정한 사람밖에 할 수 없다. 이러한 일은 누구라도 할 수 없는 것이다. 가능하다고 해도 어려운 고비고비 고행의 수행이 필요하다고 생각한다. 정말 예로부터 전승돼 지금도 남아 있는 도인의 수련도 이만저만한 것이 아니라고 생각하고 있다. 확실히 인간의 상식으로는 상상할 수 없다. 그러나 ESP는 인간이 필요하다고 하는 것 중, 불가능한 부분을 모두 가능하게 한다.

가장 필요로 하기 때문에 나날이 노력하고 있는, 전 인류의 생존 목적인 인간의 행복이 누워서 떡 먹기가 된다면 어떻게 될까. 충분히 가능하다.

그것이 어떻게 하면 가능할까? 신앙도 없으며 연구, 수행, 훈련, 노력도 필요 없다. 생각하면 생각한 대로 된다. 그것은 행복을 방해하는 유형, 무형의 것들을 털어 없애 버리는 것이다.

그렇게 되면 갑자기 집안이 밝아지고 마음도 밝아지며 걱정되는 일도 걱정하지 않게 되는 것을 바로 피부로 느낄 것이다.

ESP를 알고 있는 사람 중에는 초등학교 저학년 정도의 아이라도 어머니의 위가 아플 때 아이에게 하나, 둘, 셋… 하고 30을 헤아리게 한 즉시 통증이 사라진다. 천지개벽할 따름이다.

일반 사회에서는 진실로 받아들일 수 없을 것 같은 일이지만 실제로 일어난 사실이다.

현재 ESP를 중심으로 한 수만 명의 모임인 ESP 동호회 회원 내에서는 이러한 일은 드물지 않게 일어난다. 자기 자신이 간단하게 할 수 있는 일이기 때문이다.

지금, 처음 이 책을 읽으시는 분도 당신의 허리

나 발, 어디라도 좋다. 신체에 통증이 있으면, 아이들에게 시키면 통증을 낫게 할 수 있을 것이다. 강연장에서라면 수천 명이 보는 앞에서 실행할 수 있지만 본사는 물론 지사(支社), 전국에 운영 중인 ESP 지도소에서도 시험할 수 있다.

ESP의 저력은 무한하다.

ESP가 무한의 힘이라고 하는 것은 병 치유만이 아니다. 개인의 일에도 놀랄 만한 사실이 작년 후반부터 내 예언대로 일어나고 있다.

자금 융통이 힘들어 은행으로부터 융자를 거절당한 사람이 ESP 파워를 받은 직후 거절했던 은행으로부터 다시 융자를 받게 되었다고 한다.

지불 약속어음의 결제 만기일이 되었지만 마침내 차입을 할 수 있어 살았다고 하는 감사의 편지도 많다.

실례를 두 가지 소개한다.

첫 번째는, 홋카이도의 옷 가게 사장님의 이야기다.

은행의 입금 시간이 임박하고 있었다. 시계는 이미 두 시를 지나고 있었다. 남은 시간은 한 시간도 안 된다. 하지만 결제 금액에 40만 엔이 부족했다. 그러나 '이시이 선생님께 전화로 송념(送念) 파워를 받고 있기 때문에 괜찮을 거야. 어떻게든 되겠지.' 하고 생각한 후 바로 많은 손님이 와 비싼 코트 등이 팔리고 삽시간에 돈이 들어와 입금 시간 5분 전에 무사히 은행에 입금할 수 있었다고 한다.

또 한 예는, 주유소 사장님의 이야기이다.

이 사람도 앞서 말한 사람과 같은 경우로 두 시가 되어도 아직 50만 엔의 돈이 부족했다. 'ESP에 부탁하고 있으니까 어떻게 되겠지.' 하고 생각했더니 갑작스럽게 손님이 불어났고 그것도 현금 손님뿐으로 그래서 그럭저럭 시간 전에 은행에 도착할 수 있었다고 한다.

ESP의 사실을 소개하고 있지만 어떻게 이런 일이 일어날 수 있냐고 질문을 받아도 납득시킬 방법은 없다. 사실을 알고 이해하게 하는 방법밖에는.

그렇지만 이것의 이론이 성립되고 도리(道理)가 통해도 사실(事實)이 멀다면 단순한 공론(空論)으로밖에 될 수 없는 것이다.

제 3 장

신(神)은 바로 도와준다. ESP로 이것을 **체험**한다

제 3 장

1. 일반(一般)의 초능력과 ESP의 초염력은 크게 다르다
2. 신은 바로 도와준다. 이런 것을 어떻게 말할 수 있을까?
3. ESP의 초염력으로 병을 고치는 것은 그 저력을 아는 수단이다
4. 장사 번창, 사업 발전은 ESP의 생명이다
5. 어떻게 할까. 방황하고 있으면 신(神)은 도와주지 않는다

1. 일반(一般)의 초능력과 ESP의 초염력은 크게 다르다

일반의 초능력

① 특정 사람밖에 할 수 없다. 타인에게 힘을 줄 수는 없다.

② 수업과 훈련이 필요하다. 경우에 따라서는 신앙도 필요하다.

③ 초능력을 터득해도 좀처럼 파워 업(power up)은 어렵다. 한계가 있다.

④ 일반의 초능력은 흥미 본위가 주체이며 병에 대해서도 극히 시료(施療. 무료 치료) 범위가 좁다.

ESP의 초염력

① 남녀노소를 불문하고 인간인 이상 누구라도 터득할 수 있다. 인간이라면 누구라도 잠재의식을 가지고 있다는 것은 이것으로 알 수 있다.

② 신앙도 필요치 않고 수업이나 훈련 등도 불필요하다. 기회를 주면 바로 염력을 받아 그 자리

에서 남의 통증을 고칠 수 있다. 이 초염력을 받게 되면 그때부터 인생이 즐거워지고 운명의 진화(進化)를 피부로 느끼면서 생활이 달라지는 것을 몸으로 체험한다.

③ ESP의 초염력에는 마음이 있다. ESP 지도 테이프를 듣는 사람의 마음이 풍요로워지고 행동에 강한 자신감을 갖게 되는 것이 그것을 증명한다. 또한 ESP의 힘을 교류(交流)한 실(seal)로도 잘 알 수 있다. 허리가 아플 때는 허리를 생각하면 허리가 낫고, 다리가 아프다고 생각하면 다리가 낫는다. 전기 계량기와 가스 미터기에 실(seal)을 붙이면 요금 절약이 된다. 어선의 뱃머리에 붙이고, 그물을 칠 어장의 바다에 실(seal)을 붙인 작은 돌을 던져 넣으면 어획량이 늘어난다. 북양 어장과 쓰시마[對馬島] 어장에서 그 성과를 올리고 있다. 농업도 품질이 향상돼 30%~50%의 수확량 증가는 확실하다. 쌀 수입 자유화도 두려워할 이유가 없다.

실(seal)의 다목적 사용에 효과가 100% 있다는 것은 실(seal)에 마음[心]이 있다는 것이다. 즉 이러한 것은 신만이 할 수 있는 것이라서 신의 마음이 실(seal)에 담겨 있다는 것이다.

④ ESP의 초염력은 흥미 본위의 행위에는 금기(禁忌)이다. 그러나 인간 행복을 위해서라면 무엇이든 다 통한다.

⑤ ESP의 초염력의 행동은 신의 실재(實在)를 보여 주는 것으로 일반 초능력과는 천지 차이가 있다.

2. 신(神)은 바로 도와준다. 이런 것을 어떻게 말할 수 있을까?

전 세계 모든 사람들 누구나 신앙을 갖고 있지 않은 사람은 없다고 생각한다. 나의 관념으로는 거기에 인간 탄생의 뿌리가 숨겨져 있기 때문에 그것은 인간의 본능이라고 해석하고 있다.

아메바의 진화라든가, 미생물의 진화라든가 하는 여러 가지 학설이 있지만 홀연히 지구상에 나타났다고도 할 수 있다. 그렇지만 나에게 그런 것은 아무래도 좋다.

나 자신의 생활 모습을 잘 살펴보면, 막연히 이상하게 생각되는 것이 있다. 분명히 알 수 있는 것은 타인에 대한 배려라는 아름다운 마음이다. 생각하지 않았는데 우연한 일(사건)이 생기며, 의식도 하지 않았는데 생각지 않은 일이 갑작스레 생긴다. 또 전부터 생각하고 있던 일이 어느 날 해결되어 있는 것을 알 수가 있다. 그때의 마음 상태는 안심입명(安心立命. 선원에서, 자신의 불성(佛性)을 깨닫고 삶과 죽음을 초월함으로써 마음의 편안함을 얻는 것을 이르는 말)의 경지라고 할 수 있다. 한 점의 불안감도 없으며 잡념 동요(雜念動搖)도 없다. 또 앞으로 어떻게 할까 생각지도 않는다. 정말 지금이 즐겁고 행복하다.

이것이 ESP의 마음이 되어 있는 것이다.

그래서 ESP 초염력을 하는 사람은 이미 우주 구조(메커니즘) 속에서 생활하고 있기 때문에 신년 연하장에는 '작년 1년은 행복했습니다. 정말 생활이 180도 바뀌었습니다.' 라고 쓴 감사의 편지가 많이 온다. 그것은 나에게 최고로 기쁜 순간이며 더욱더 신선한 용기가 솟아난다.

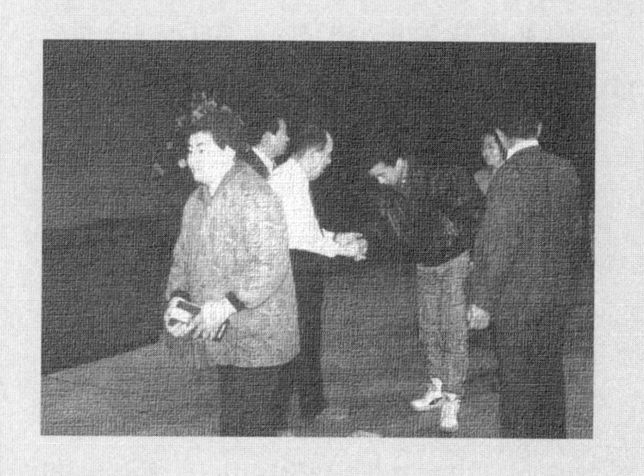

연륜이 늘어나도 이런 일이 있어 몸도 마음도 젊게, 매일 희망차고 즐겁게 생활하는 것은 당연한 것이다.

제2탄의 책 표지에 '신은 바로 도와준다'고 쓴 이상 그 사실을 증명하지 않으면 안 된다. 그리고 어떻게 하면 신으로부터 도움을 받을 수 있는지 가르쳐 줄 필요가 있다. 신으로부터 도움을 받으므로 부정(不淨)한 마음이 있어서는 안 된다. 욕심을 내면 안 된다. 남을 도와주고 있지 않으면 안 된다. 신앙심도 수업도 필요하고, 합장하고 상념(想念)을 깨끗하게 하지 않으면 안 된다. 결국 종교적인 특정한 예의범절이 필요하고, 그런 것들이 불가결한 것처럼 생각하겠지만, ESP의 마음속에 있으면 그런 예의범절은 하나도 필요치 않다.

신앙심이 없는 나에게 신에 대한 표현이 타당한 것은 아니지만, 점잖으신 독자 여러분께서는 이런 이상한 것들은 모두 신만이 할 수 있는 것이라고 생각할 것이다. 신은 인간이 곤경에 처해 있으면 바로 도와준다. 소원이 있고 없고는 그다지 필요하지 않다. 필요한 것은 한결같이 ESP에 운명을 거는 것이다. (종교의 유무와는 관계없다) 그럼 어떻게 하면 한결같이 ESP가 될 수 있는 것일까.

① 인간 사회의 배려로는 될 수 없다.

② ESP의 마음에 포용될 것.

③ '발상 즉 행동' 에 익숙해질 것.

④ 발상은 당신의 생각이 아니다. 경거(輕擧)도 아니다. 어떤 발상이라도 신의 가르침이다. 행동은 그것을 돕는 순서이다.

⑤ 아침 일찍부터 발상대로 행동하고, 이것을 계속 실천한다.

예를 들면, 아침에 일어나 커피를 마실까, 담배를 피울까, 하고 망설여서는 안 된다. 커피를 마시려고 생각했다면 커피를 먼저 마실 것. 마시면서 신문이 보고 싶으면 다음에는 신문을 볼 것.

⑥ 생각한 것(발상)을 순서대로 행동에 옮기고 있으면 발상은 신의 가르침이기 때문에 '잘 했다' 라고 신은 당신을 믿어 준다. 신을 믿기보다는 신으로부터 믿음을 얻는 것이다.

⑦ 신이 당신을 신뢰하기 때문에 원하는 일에 상관없이 당신이 곤란할 때는 바로 도와주는 것이다. 하는 일이 어려워졌을 때 바로 도움을 받는 사람이 많다는 것은 그것을 실증(實證)한다.

3. ESP의 초염력으로 병을 고치는 것은 그 저력을 아는 수단이다

종교의 기원 대부분의 근본이념은 아름답다. 그것은 사람의 진리를 설명하고 있기 때문이다. 또 진리는 모두 동일하며 다른 것이 없다. 그러나 진리와 이념만으로는 사람이 모이지 않아 그 종교에 매력을 느끼지 못한다.

사람에게 가장 곤란한 것은 병이며 두 번째는 가난이다. 이것을 고치고 구해 주면 사람은 믿게 된다. 지금도 세계인들의 신앙 존엄의 정점(頂点)인 석가모니나 그리스도는 사람을 걷게 하고 맹인을 고쳤다고 한다. 그 어느 것도 마찬가지다.

사람이 사람을 믿고 의지하게 하는 것이기 때문에 앞서 말한 것처럼 병고(病苦)를 고쳐 주고 고민을 해소시켜 주지 않으면 안 되는 것이다. 이것 외에 입교(立教. 종교를 믿게 함)를 성공시키는 수단은 없다.

ESP도 세계 사람들의 행복을 염원하고 있기 때문에 세계 인류 68억을 대상으로 하고 있다.

그래서 ESP도 사람들이 이 힘을 알아주도록 하지 않으면 안 된다. 종교와는 달리 ESP에는 교리(敎理)라든가 교전(敎典)은 없다. 그것으로는 ESP를 설명할 수 없다. 할 수 있는 것은 행복해지기 위한 것이라는 사실이다. 모두 지도할 수 있고, 지도할 수 있어도 결과에 만족할 수 없다면 안 된다.

또 이것은 할 수 있고, 저것은 할 수 없다고 하는 식이어서는 믿고 따라오는 사람은 불안하기 짝이 없다. 정말 미지의 세계, 하늘 세계의 힘이어야만 한다. 그것은 인간의 지능이나 기술도 아니고 ESP의 힘도 나의 힘도 아니다. 한순간에 고차원의 힘을 받게 될 것이므로 그것을 자신의 업(業), 술(術)이라고 조금이라도 생각해서는 안 된다.

그러므로 어느 강연회에서나 50명이면 50명 대부분이라고 해도 좋을 만큼 ESP는 대단하고 만족해하도록 해야만 한다. 어떠한 병이라도 좋아지게 할 수 있다. 이때 나는 나 자신의 힘이 아닌 신이 주신 힘이라고 믿는다.

병에 따라서는, 현대 의학의 상식으로 치료할 수 있는 것도 있으므로 행하는 것이다. 게다가 수기(手技) 등은 일절(一切) 무용(無用), 상념(想念) 상태에서 신체의 상태를 설명하면서 한다. ESP 염력은 겉도 없고 속도 없는 완전 무(無)의 상념이다.

병 치료는 이 ESP의 존재를 체험하고 이해하는 수단이다.

그렇기 때문에 장사와 사업에도 나타난다. 사실(事實)은 사람의 마음을 흔드는 것이다. ESP는 행복의 중핵(中核)이기 때문에 사람의 생명과 생활 구석구석까지 전개되어 삶을 기쁨에 가득 찬 밝고 커다란 인생의 수레바퀴가 되도록 해준다.

인간은 제멋대로다. 그래서 어떤 훌륭한 행복의 가두 설법도 물질문명의 현대에서는 통하지 않겠지만 이것은 설법이 아니다. 이것은 당신의 소원을 사실로 나타내기 때문에 이 이상의 것은 없을 것이다.

ESP를 남들이 어떻게 생각하고 평가하든 어차피 인간 지혜의 범위이기 때문에 당연한 것이다. 따라서 신경 쓰지 않는다. 그러나 아무리 자기주장에 응고되어 남의 말에 귀를 기울이지 않는 사람이라도 마음 밑바닥에는 인간 본능의 진심이 있기 때문에 진심은 무의식중에 선의의 행동으로 나타난다. 이것을 알 수 있는 것은 ESP이기 때문이다.

지금 나는 이 사실이 나를 기쁘게 떠받쳐 주기 때문에 나날이 즐겁고 초인적(超人的) 행동을 했어도 피곤함이 없다. 일이 오히려 휴식인 셈이다.

4. 장사 번창, 사업 발전은 ESP의 생명이다

'1. 일반(一般)의 초능력과 ESP의 초염력은 크게 다르다' 부터 '3. ESP의 초염력으로 병을 고치는 것은 그 저력을 아는 수단이다' 까지는 독자 여러분이 ESP 염력의 힘을 알고 있을 거라고 생각하고 서술해 왔기 때문에 여러분에게 개념적으로 반영되었는지도 모르겠지만 이번에는 지금까지의 것을 집약해서 확실히 설명하고자 한다.

인간 사회에서는 예상도 할 수 없는, 인간의 목숨과 생활을 자유로이 지배하는 커다란 힘이 존재한다. 나는 이것을 우주의 구조(메커니즘)라고 강연회에서 지금까지 역설하고 있다.

이 구조를 아는 것은, 모든 일이 ESP의 초염력

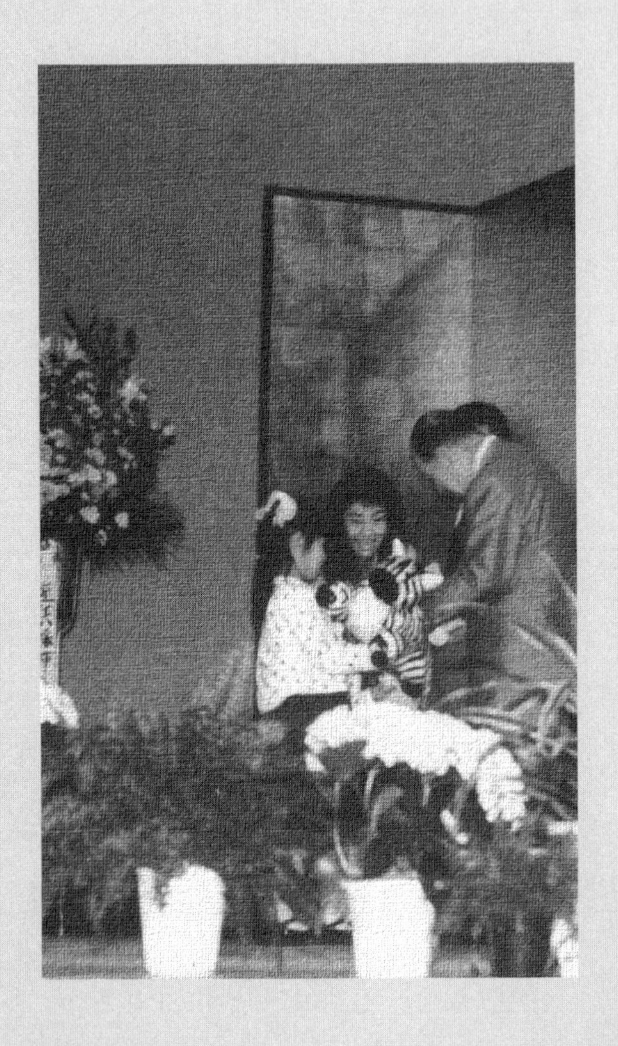

으로 금방 좋아지므로, 우주 속에 구조가 있기 때문이다.

만일 우주의 구조가 없다면 앞서 말한 대로 ESP의 염력 파워를 느낀 직후 가게에 손님이 늘고 그 매상금을 가지고 은행에 달려가 입금 시간 전에 어음 결제를 한 것 등과 비슷한 일이 최근에 여기저기서 나타나 ESP의 위대함을 알았다며 전화나 팩스를 통한 감사의 인사가 많아졌다는 것을 보더라도 우주에 구조가 없다면 이러한 일들은 있을 수 없는 일이다.

그것을 ESP에 전념하고 있는 사람만이 체험하는 것은 ESP 속에 이 구조가 있기 때문이다.

이런 얘기를 해도 ESP의 힘을 모르는 사람은 놀라지 않는다. 이야기를 들어도 놀란 표정도 없고 듣고 있는지 없는지 무관심한 표정을 짓는 사람도 있다. 완전히 남의 일인 것처럼.

물론 이런 일이 실제로 있다고 하면 아무도 고생하지 않는다. 또 사실이었다면 전국의 모든 사람들이 ESP 곁으로 달려오리라고 생각할 것이 틀림없다. 일반적으로 그런 일이 있을 수 없기 때문이다.

이것을 현실적으로 알 수 있도록 말해도 ESP 지도를 받을 생각도 하지 않는 사람이 얼마나 많은지. 인간 사회의 암흑, 복잡, 아집, 생존, 경쟁, 전국 시대의 갑옷 입은 군사를 상기시킨다.

나라도 사람도 겉으로는 온화하지만 내면으로는 항상 조심스럽다. 단 한 번의 인생인데 이렇게 살아도 좋을까.

정직한 사람이 손해를 본다. 이 말은 애수(哀愁)를 자아내게 한다. 요즘은 전혀 듣지 않기 때문일까?

아니 세상의 변화가 너무나도 심하고 그리운 검소 절약, 근검저축이라는 미덕의 길잡이도 없어져 물건을 한 번 쓰고 버리는 내수 장려의 세상에서는 사람의 마음이 변하는 것이 당연할 지도 모른다.

불투명한 미래, 난세, 주식의 급락도 그 경고일까. 이대로 나가다가는 인류 파멸은 반드시 오고 말 것이다. 서민이 살 수도 없는 달에 로켓을 쏘아 올리는 게 무슨 의미가 있을까? 머지않아 지구상에 생활용수 부족이 반드시 온다. 바닷물을 식수로 바꾸는 연구를 더한다면 어떨까?

인간 사회의 여러 가지 잘못을 지적하고 싶지만

물질 교육에 세뇌된 사람들이 어리석은 자의 헛소리라고 상대해 주지 않는다. 그렇지만 물자적, 경제적 비극은 꿈이 아니라 현실로 다가온 것이다.

하이테크 과학자 중에도 21세기는 마음의 시대라고 하는 사람이 있다. 마음의 시대란 무엇일까? 어떻게 하면 좋을까? 새삼스레 수신(修身)의 부활을 말하는 것은 아니다.

교육만 받은 마음은 아무런 힘이 없다. 난세의 바람에 대한 저항력도 없다. 왜냐하면 인간의 가르침이기 때문에 사람과 사람의 교류에서는 교육의 차이, 교양의 우열이 어디에서 나온지도 모르게 나타난다. 이것으로는 인간의 조화는 이루어질 수 없다.

그것은 의식적인 행동이기 때문이다.

그러나 '하늘의 그물은 넓고 넓어 성긴 듯하나 결코 놓치는 것이 없다(天網恢恢 疎而不失. 『노자(老子)』 73장 〈임위편(任爲篇)〉에 나오는 말로 '하늘은 엄정하여 악인에게는 반드시 천벌을 내린다' 는 뜻)' 하늘은 마음의 세계를 창조하기 시작했다. 앞의 정직한 사람이 손해를 보지 않고 사는 세상이 된다. 마음과 과학의 조화인 21세기이다.

ESP는 그 선구자로서 21세기의 막을 열었다. 지금 ESP에 생명과 생활을 맡긴 수십 만 명 사람들의 수많은 행복과 기쁨은 지방 강연이 나를 더욱 기쁘게 한다.

ESP를 하는 사람은 행복의 구조(메커니즘)안에 있어 보호를 받아 건강도 일도 만족을 느끼게 됐다.

이것이 거짓인지 진짜인지는 각지의 강연회, 전국에 산재한 ESP 지도소에서 항상 강연회 DVD를 방영하고 있으니 그것을 시청하면 이해할 수 있을 것이다.

5. 어떻게 할까. 방황하고 있어서는 신(神)은 도와주지 않는다

신은 바로 돕는다. ESP의 지도자인 나는 지금 누구에게라도 분명히 단언한다.

강연회에서 내 힘은 내 자신의 힘이 아닌 부여받은 힘이기 때문에 사심(私心)이 있어서는 ESP의 무한한 저력은 없다. 나는 강연회 첫 회부터 지금까지 강연회를 위해 원고를 쓰려고 생각한 적도 없고 오늘은 무엇을 말할까 하고 생각한 적도 없다. 말이 나오는 대로 이야기를 계속하면 강연의 흐름은 나 자신을 잊게 만든다.

어느 강연회나 오전 9시부터 입장하는데, 이미 500명 이상의 사람들이 기다리고 있다.

그래서 1년 전부터는 아침 일찍 강연장에 오는 사람들의 기대에 보답하기 위해 오전 9시 30분부터 11시 30분까지는, 이야기만으로는 알 수 없는 힘이기 때문에 ESP 초염력 특별 지도를 하고 있다. 치료의 실제를 체험하는 것이 ESP의 힘을 가장 쉽게 납득할 수 있는 것이기 때문이다.

수천 명의 시선 앞에서, 나는 병으로 고생하는 사람들에게 손을 들게 하고 한 사람 한 사람의 병에 대해, 누구라도 알 수 있는 의학 용어를 써서 알기 쉽게 설명하면서 단상에서 움직이지 않고 환자는 그 자리에 있는 상태로 파워를 보낸다. 그러면 아무리 떨어져 있어도 내가 상념(想念)을 보내고 2분도 지나지 않아 통증이 사라진다.

걸을 수 없었던 사람도 걷고, 보이지 않던 눈도

보이기 시작한다. 한 사람에 불과 2분 정도로 대기적이 일어난 것이다.

이것이 염력술(念力術)이라고 생각한다면 특정인이나 특정의 병이라면 낫는 사람도 있겠지만 이곳은 수천 명이 보고 있는 강연장에서 일이다. 따라서 어떤 병자를 마주할는지 알 수도 없다. 그것도 병원에서 온 암 환자도 한두 사람이 아니다. 오랫동안 병고에 시달린 사람들뿐이다. 50명 중 한 사람이라도 파워를 받은 후 병의 상태가 아무런 변화도 없었다고 한다면 나는 이 ESP 강연회를 계속 할 수 없다. 또 강연장에는 비웃음이나 야유를 보내는 사람도 있었을 것이다. 그렇게 되면 ESP과학연구소는 그 순간 소멸된다.

생각해 보면 목숨을 걸고 하는 강연회다. 누가 할 수 있을까? 자신에 대한 일을 조금이라도 생각한다면 될 리가 없다.

강연회를 본격적으로 시작하면서 사람들의 기쁨이나 감사의 뜻이 담긴 편지를 읽으면서 난 기뻐서 눈물을 흘린 적도 무수히 많다.

오늘의 내가 있는 것은 15년 전에 생각한 것을 계속해 왔기 때문에 신이 도와주고 있는 것이다.

정말로 나의 강연회의 모든 것에 대해 '보통이라면 불가능한 일이다' 라고 강연장 참석자들은 말한다. 그러나 나는 일에 대한 자존심이나 자만심도 없다. 사람들의 마음이 행복한 것을 보고 나 자신을 잊어버리고 함께 기뻐하는 것이 나에게 주어진 사명이기 때문이다. 아니, 나뿐만이 아니다. 누구라도 ESP의 진심을 알면 기쁨이 있다. ESP에 대한 공부는 없다. 남에게 기쁨이 되도록 행동하고 생활하면 어려운 일이 해결되고 믿지 않아도 신은 바로 도와준다.

어려운 일을 어떻게 할까 망설이고만 있으면 신은 당신한테서 멀어져 간다.

제 4 장

신(神)**은 존재**한다.
ESP의 불가사의한 현상의 속출이
그 **실증**(實證)이다

제 4 장

1. 사람들의 생활 속에 신(神)은 존재한다
2. 신(神)은 당신의 과거와 미래를 모두 알고 있다
3. 신(神)으로부터 신뢰받을 것. 신뢰받았다면 언제나 생각대로 된다
4. 신(神)으로부터 신뢰를 받으려면 어떻게 해야 할까
5. 나를 보는 어린이의 얼굴은 아름답다

1. 사람들의 생활 속에 신(神)은 존재한다

지금부터 3년 전이었다. 한 통의 편지에 감격한 나는 그 편지를 어느 강연회에서 읽은 적이 있다. 그 편지를 소개한다.

남편이 갑자기 뇌출혈로 쓰러져 부인은 구급차를 부른 후, 서둘러 ESP 본부에 전화를 했다. 그런데 나는 없었다.

불안과 동요(動搖)로 마음이 안정되지 않은 부인은 내 앞으로 남편을 구해 주었으면 하는 일편단심으로 열심히 편지를 쓰기 시작했다.

편지를 다 쓴 부인은 빨리 제정신을 차리고 남편을 돌아보았다. 그런데 뒤에 쓰러져 있어야 할 남편이 똑바로 서 있었던 것이다. 도와주기를 바라면서 내게 편지를 다 쓴 직후의 일이다. 쓰러져 힘들어하던 남편이 다 나은 것이다. 마침내 원하는 바가 신에게 통했던 것이다.

이런 사실도 있었다.

쿠시로[釧路]의 ESP 동호회 회원으로부터 들은

일이다.

쿠시로의 안벽(岸壁)에서 운전을 잘못해 자동차가 바다로 뛰어 들어가 버렸다. 차 안에는 네 사람이 타고 있었다. 모두들 절망하고 있었으나 얼마 안 지나 네 사람 모두 물위로 떠올랐다. 양쪽 문이 저절로 열렸다고 한다. 수압이 강해서 그런 일은 있을 리 만무하다.

물론 핸들 중앙에 원더 실(seal)이 붙어 있었다고 한다. 이것이야말로 신기(神技)이다.

ESP 사람들은 크건 작건 아슬아슬한 순간에 위기에서 구출되고 있다. 나에게는 이상한 일이 아니다. 그리고 특별히 신께 부탁드리지 않아도 구제받고 있다. ESP의 신의 마음은 힘을 교류시킨 ESP 지도 테이프를 듣는 것으로, 자각하지 않아도 생활 속에 있으며 행동에 의해서 그 사실을 경험할 수 있다. 왜냐하면 생각지 않던 좋은 일들이 일어나기 때문이다.

ESP 지도 테이프에는 신의 마음이 있다고 해도 좋다. 그러나 카세트테이프에 신의 마음이 있다고 하면 이것이 필요 없는 사람은 웃을 것이며, 들으려고 생각도 하지 않고 비판할 것이다. 그런 일은 있을 수 없는 일이기 때문이다.

당연히 상식적으로 상상할 수 없는 일이다. 그래서 이 ESP 지도 테이프를 듣고 신밖에 할 수 없는 일을 할 수 있다면, 그래도 부정할 것인가.

ESP 지도 테이프는 전국에 100만 개 이상이나 나가고 있다. 효과가 없다고 하는 사람은 거의 없다. 무엇보다도 하루라도 염력 테이프를 듣지 않고는 살 수 없는 사람이 많아졌다.

지난번 중의원 총선거에도 ESP 지도 테이프, ESP 원더 실(seal)이 대활약을 했다. 그전에 행해졌던 참의원 선거에서 크게 패한 자민당의 모 씨(某氏)는 고전이 예상되었던 사람이었지만 ESP 염력 기구 활용으로 톱 당선을 차지했다. 내가 아는 범위에서는 그 외에도 세 명이나 당선되었다. 소수 야당 사람도 ESP의 염력을 활용해 대선거구에서 톱 당선이 되었다고 한다.

그것은 사람들의 행복을 위해서 밤낮으로 목숨을 바쳐 가면서 생활하고 있는 내게 최대의 기쁜 소식이었다.

ESP 지도 테이프에 대한 설명은 할 수 없다. 테이프를 사용했기 때문에 행운을 얻었다는 이 사실만이 무엇보다도 확실한 설명이고 실증이기 때문이다.

나는 15년간, 오직 이 한 길을 걸어오면서 좋게 된 사람들의 기쁜 소식을 듣는 것이 최대의 행복이다. 내 일은 유사 이래 아무나 할 수 없었던 일로 최상급의 일이라 생각하고 늘 감사하고 감격하고 있다.

인생은 각양각색, 그러나 좋다고 생각하면 생각하기보다 우선 행할 것을 권한다. 먼저 1개월 해보고 소용이 없다면 그때 가서 그만두어도 되지 않을까?

부기(附記)

ESP 지도 테이프는 해명 불능(解明不能), 왜 좋아지는지 이유도 설명도 할 수 없다. 사실이 무엇보다도 좋은 설명이다. 시청(試聽)은 무료 공개하므로 본사, 지사, 전국에 있는 ESP 지도소 및 ESP 지도원께 시청과 지도를 받을 수 있다.

2. 신(神)은 당신의 과거나 미래를 모두 알고 있다

여기에서 오사카에 있는 식품 회사의 예(例)를 소개한다.

1989년 12월 28일, 그해 마지막 일하는 날의 일이다. 내 사무실로 전화가 왔다. 내용은 12월 30일의 어음 결제에 300만 엔이 부족하니 염력 파워로 돈이 마련되도록 해 달라는 것이었다. 이미 절망적으로 막다른 순간에 와 있었기 때문에 나는, "되는 대로 될 것이니, 또 결과가 나쁘면 그때 가서 생각하면 된다."라고 강하게 말했더니 본인도 안심을 하는 것 같았다.

해가 바뀌어 1월 5일. 그 사장님으로부터 전화가 왔다. 작년 어음 결제 때 300만 엔 부족했던 일은 결국 부도가 나지 않게 되었다고 한다. 그 흥분되고 강하고 빠른 어조는 기적을 이야기하기에 충분했다. 이유를 듣고 솔직히 나도 놀랐다. 5년 전 회수 불능이라고 완전히 체념하고 있었던 1,500만 엔의 돈이 모르는 사이에 입금이 돼 있었다고 하는 것이다. 2년 전부터는 청구하고 있지 않았던 것이라고 한다.

이것은 신이 과거 일을 알고 있다고 하는 것이다. 이것밖에 없다. 또 그 이외의 다른 것을 생각해서는 안 된다.

ESP의 참마음[眞心] 사회에서는 인간의 상식 이외의 대이변이 일어난다. 그것도 좋은 일뿐이다.

신은 당신의 미래도 알고 있다. 인간의 희망은 같다. 행복해지는 것. 신의 가르침대로 행동하면 누구라도 행복해질 수 있다. 당신이 행복해지는 방법, 당신이 찾는 행복의 길은 태어났을 때부터 이미 정해져 있는 것이다.

내가 이렇게 말하면 대반론(大反論)을 받을 것이다. 그 반론을 받더라도 당당히 이해를 얻는 근거가 내겐 있다. 누구라도 이해할 수 있도록 쉽게 설명하겠다.

사람에 따라서는 남을 위해 물심양면으로 성의를 다하고 노력하고 있는데 왜 나는 보상받지 못하고 있는지 탄식하고 있는 사람도 많을 것이다.

그런 생각을 하는 사람은 당신뿐이 아니다. 따라서 고민할 필요가 없다.

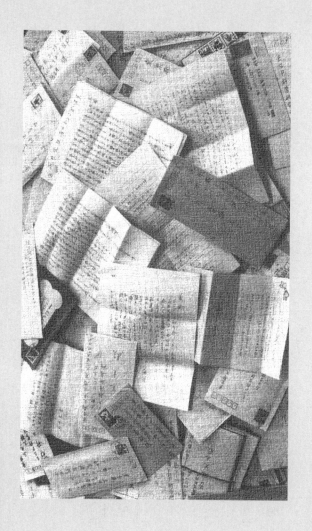

왜냐하면 당신은 사람으로부터 가르침을 받은 길을 걷고 있다. 사람에게 가르침 받은 길은 사람들의 왕래가 심하고 행선지가 혼잡하고 알 수 없는 길이다.

인간의 가르침은 훌륭해도 당신의 성격에 적당한지 적당하지 않은지를 어떻게 하면 알 수 있는 것일까? 생각하는 대로 되지 않기 때문에 적당하지 않다는 것을 알게 되는 것이다. 생각하는 대로 되지 않으면 이렇게 할까, 저렇게 할까 하는 생각에 혼란을 가져오게 된다. 세상살이가 몹시 힘들다고 하는 것은 그렇기 때문이다. 새삼스럽게 내가 말하지 않아도 다 알고 있는 일이다.

그러면 빨리 행복해지려면 어떻게 하면 되는 것일까?

앞서 말한 것처럼 당신의 길은 사람이 정하는 것이 아니라 신이 정한다. 마음속으로 이 길을 떠올려 망설임 없이 오로지 한길을 걷는다면 당신은 목적을 이룰 수 있을 것이다. 발상(發想)을 순서대로 행한다면, 발상은 신의 가르침이기 때문에 신도 당신을 믿을 것이다. 그러므로 ESP로 운명이 180도 바뀌는 것도 어려운 일이 아니다.

교육과 연찬(研鑽)은 극한을 넘고, 정신문명은 마음의 존재를 잊게 하며, 이런 세상의 조종(操縱)을 어떻게 잘 할 수 있을까? 인위적으로 인간 세계를 창조하려고 하는 것이다.

인간 지혜의 자신 과잉이라는 프라이드로는 조화를 이루기 어렵다. 인지(人智)의 도착(倒錯)은 광기까지도 낳게 한다. 이것은 세계 인류를 개인적으로 볼 때는 평화롭고 친밀한데, 국가 권력자라도 되면 국가 의식 때문인지 강한 방위론자가 되어 버리기 때문이다. 나라의 발전은 좋지만, 전쟁 도구는 불필요하지 않을까?

진정한 평화로 가는 지름길은 '마음' 이다.

국제 사회나 세계는 한 형제이다. 한국, 로스앤젤레스, 하와이, 인도네시아 등 여러 나라에서 병고에 시달리는 많은 사람을 시료(施療)한 나는 항상 외국에 있는 것을 잊고 사람들과 함께 기뻐한다. 언어 교환은 불가능하지만 마음은 참으로 즐거웠다. 한국 서울의 세종문화회관에서의 강연회는 2층, 3층을 많은 사람들이 가득 메워 그때의 만장(滿場)한 환희의 흥분은 지금도 내게 즐겁게 떠오른다.

강연회가 끝나고 나는 서울 시내의 큰 요정(料亭)에 초대되었다. 신문사 사장님, 경제계의 유력한 인사들 20여 명의 환대를 받았다. 나는 그때 들었던, "선생님, 언제라도 와 주십시오. 누구보다도 가장 환영하겠습니다."라는 말에 감격해 눈물을 흘렸었다.

내가 세계 주요 20개국에 ESP의 진심으로 사람들과 접한다면 정말 세계 평화의 원동력이 될 수 있을 것이다. 지금도 세계 사람들의 기뻐하는 모습이 눈에 선하다. 인도네시아 자카르타에서의 강연회는 이슬람교 제2인자인 사무총장이 종교도 초월하여 열심히 응원해 주었다. 강연장은 700여 명으로 만원이었다. 강연을 시작하고 20분이 지났을 무렵 갑자기 강연장에서 커다란 환성이 들려왔다. 맨 앞줄에 휠체어를 타고 있었던 두 사람이 아직 염력 시료(施療)를 받지 않았는데 두 사람 모두 스스로의 힘으로 걷기 시작했던 것이다. 그리고 조금 지난 후 이번에는 뒤쪽에서 떠들썩한 소리가 들렸다. 실명한 청년이 눈을 뜨게 됐던 것이다.

이렇게 해서 인도네시아에서의 강연회는 대성황을 이루었으며 강연이 끝나자마자, "언제 일본으로 돌아가고, 다음은 언제 오는가?" 하는 질문을 많이 받아 매우 기뻤다.

그 후 이슬람교의 사무총장으로부터, "ESP의 파워로 병을 치료할 수 있어 매우 열심히 하고 있으며 에스파 실(seal)이 대활약 하고 있다."라는 전화도 받았다.

ESP로 병도 낫고 생활도 즐거워진다. 그리고 신체의 통증은 2분도 안 돼 낫게 된다.

그렇기 때문에 세계 사람들이 기뻐하는 것은 당연하다.

3. 신(神)으로부터 신뢰 받을 것. 신뢰 받았다면 언제나 생각대로 된다

이 시대의 처세 철학은 사회의 겉과 속은 냉철히 관찰하면서 사람들의 아름다운 마음은 티끌만치도 보이지 않고 있다는 것이다. 더구나 경제학은 힘든 일이라 그야말로 일에 즐거움이 없다.

어려운 인간 사회다. 결혼식에서 내빈의 축사에서도 나타난다. '세상은 가시밭길이니 조심하시고 두 사람은 사이좋게……' 라고 말한다.

즐거운 결혼식도 소심한 신랑은 그 순간에 '우울증' 에 걸릴지도 모른다.

내가 축사를 한다면 밝고 활짝 열린 즐거운 세상이 전개되고 희망에 가득 찬 축배를 들면서 생에 가장 기념이 되는 결혼식이 되게 하고 싶다. 이런 즐거운 인생관 연출은 어느 ESP 강연장에서도 듣고 볼 수 있다.

신으로부터 믿음을 받는다면 당신의 인생은 유쾌하게 바뀐다.

한 번이라도 강연회에 와 보시면 ESP의 저력을 알 수 있다. 그런데 선(善)한 사람의 권유에 귀를 기울이지 않거나 무관심한 사람도 많다. 인생을 사는 방법은 여러 가지이니까 어쩔 수 없다.

그러나 초염력(超念力)이라고 하면 어딘지 모르게 종교 냄새가 나지만 어릴 때부터 평범한 가정생활을 하지 못한 나로서는 종교 같은 것은 몰랐다.

나는 가정의 몰락으로 고독을 느끼며 열다섯 살 때부터 무거운 리어카를 오른손으로 끌고 왼손으

로 자전거를 밀었다. 나의 생가(生家)는 요시노가사토[吉野ヶ里] 유적의 바로 옆이라 요시노가사토의 태고의 유적이 세상에 나오자 갑자기 이 시절이 생각났다. 나는 고속도로인 히가시세부리[東背振] 인터체인지에서 요시노가사토 유적지까지, 지금도 있지만 폭 5미터 정도의 자갈길(지금은 포장되어 있다)을 땀을 닦으며 자주 다녔었다. 그립다.

나는 이렇게 소년기부터 낮에는 일하고 밤에는 중학교 통신 강의록에 열중하여 공부했다. 종교에 매달릴 여유도 없었다. 그러나 종교는 아름답다. 그러나 자립 자존, 지금 살지 않으면 안 되는 나에게 종교는 먼 상념(想念)의 건너편에 존재하는 것이었다.

4. 신(神)으로부터 신뢰받으려면 어떻게 해야 할까

초염력(超念力), ESP의 궁극적 정신은 생각하는

것이 생각하는 대로 되는 수단이다.

제1, 2탄에서 일관되게 서술하고 있는 것처럼, 또 강연회에서도 '발상 즉 행동'을 몇 번이나 절규하고 있는 것처럼, 발상은 신의 가르침이자 이끄심이기 때문에 이것저것 망설이지 말고 행동으로 옮겨야 한다. 이것은 아침에 일어났을 때부터이다.

알기 쉽게 말하면 앞에서 말한 것처럼 신문을 읽는 것도 커피를 마시는 것도 전부 일이기 때문에 생각한 것[發想]의 순서를 달리한다면 이미 그날의 일들은 당신 생각으로 이루어지는 것이기 때문에 저절로 행동에 적극성이 없어지고 생각한 대로 되지 않게 되어 버리고 만다. 인간의 사고(思考)가 갈등하는 생존 경쟁의 수렁으로 빠져 버리고 마는 것이다.

"사람의 일생은 무거운 짐을 짊어지고 가는 것과 같다."

도쿠가와 이에야스[德川家康]의 명언이다. 그는 전국(戰國) 시대에 태어나 어릴 때부터 인질로 잡혀 생활하는 등 인간의 자유를 모르는 설상가상의 어려운 생활을 했다. 고독하고 부모의 정도 모르

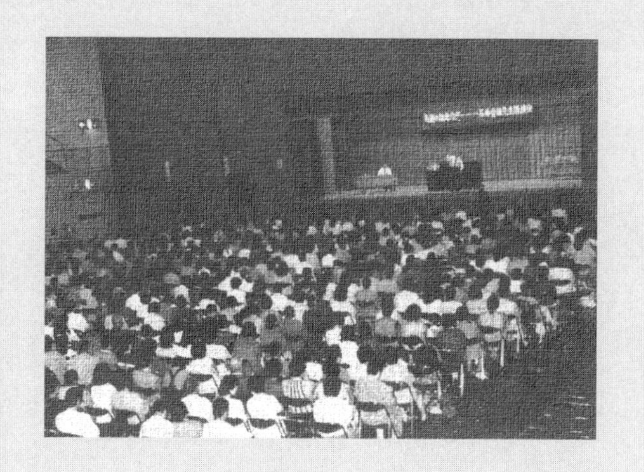

고 자라 자기 판단으로 사물을 보는 그는 인간애 없는 전국 시대를 살아왔기 때문에 그 명언으로 인생을 평가했을 것이다.

나의 반생(半生)은 이 말과는 정반대 방식으로 삶을 살고 있다.

"사람의 일생은 밝고 즐거운 것이다."

나는 유소년기 때부터 고독과 다름없는 생활을 했기 때문에 '자기의 일은 자기 스스로 하지 않으면 안 된다'를 삶의 방식으로 여겼다. 남에게 의지하고 상담하는 것은 나와는 거리가 멀었다.

나는 다른 사람들처럼 '이것을 하자', '저것을 하자' 하는 사치스러운 여유도 없었다. 그러나 초등학교 6학년 때, 선생님으로부터 장래 희망이 무엇이냐는 질문을 받았을 때 큰 목소리로, "외교관이 되고 싶습니다."라고 해서 모두에게 웃음을 산 적이 있다. 그때 우리 집은 몰락하고 있어 학교에는 이미 갈 수 없게 되었다.

계모는 나에게 수습 점원의 일을 배울 것을 권했다.

친구들은 중학교나 고등소학교로 거의 진학하고 초등학교 6학년을 마지막으로 학교생활을 마친 사람은 나와 또 한 사람, 와타나베[渡邊] 군 둘 뿐이었던 것으로 기억된다. (와타나베는 경찰관이 되어 경부보(警部補)로 정년퇴직했다. 작년 ESP 휴양 시설인 팔선산장(八仙山莊)에서 재회했을 때는 기뻤다.) 그렇지만 이렇게 비참했을 때도 나는 슬프거나 쓸쓸하다고 생각지 않았다. 지금 당시를 회고해도 이상할 정도다. 나는 학업 성적이 나쁘지 않았고 다른 사람보다도 학구열이 강했다. 그리고 남에게 지는 것을 굉장히 싫어했다.

그럼에도 불구하고 그 감개(感慨)는 어째서일까? 환경에 체념하고 살아서일까. 아니, 그럴 리 없다. 환경에 완전히 익숙해져 있었던 것일지도 모른다.

앞에서 말한 나의 누나는 지금도 건재해 올해로 82세가 되지만 아직 70세 미만의 젊음과 원기(元氣)로 누구보다도 나를 기쁘게 대해 준다.

너무 나 자신에 대한 것을 썼습니다만, 이 유소년기가 오늘의 나를 성장시켜 주었다고 확신하고 있다.

나는 어려운 일에 처해도 '세상은 이루어지게끔 되어 있으므로 이루어진다'는 강한 절대 신념을 갖고 있어서 마음이 밝다. 망설이지 않고 생각했던 것을 바로 행동으로 옮겼다. 나는 지금 인간은 이렇게 하지 않고서는 안 된다고 자신 있게 말할 수 있다. 이렇게 해서 나는 신으로부터 믿음을 받은 것이다.

5. 나를 보는 어린이의 얼굴은 아름답다

2년 전까지는 강연회에서 어린이를 만나도, 어린이와 시선이 마주쳐도 나도 어린이도 무표정한 얼굴이 많았지만, 최근에는 대부분의 어린이가 생긋 웃는 얼굴로, 친근한 모정(慕情)으로 나에게 말을 걸어 주었으면 하는 마음을 잘 알 수 있게 됐다.

한 아이가 옆에 있는 어머니에게, "엄마, 이시이 선생님이야."라고 손을 끌고 내 곁으로 온다. 전과는 달리 아이의 행동도 크게 바뀌었고 그때 나의 행복은 이루 말할 수 없을 정도다.

최근에는 혼잡하고 많은 사람 속에서 시달리고

있는 아이를 보면 내가 스스로 사람들을 밀어내고 아이의 작은 손을 잡아 주고 머리를 쓰다듬는 것이 기뻐졌다. 되돌아보면 내가 이 순간 어린이가 되어 있다는 것을 느낀다. 그래서 젊어진다.

2, 3년 전부터 어린이들에게 예쁜 편지가 매우 많이 오고 있다. 나의 얼굴 그림이 많이 그려져 있는 편지에는 동심(童心)이 넘쳐흐르고 있다. 얼굴 그림도 나와 무척 닮았다. 어린이는 어른에게 뒤지지 않는 예민한 감각으로 내 특징을 잘 알고 있다.

어린이는 나를 좋아한다. 보통 같아서는 어린아이들이 좋아할 타입의 내가 아닌데 말이다.

이것은 ESP가 어린이를 부르고 있기 때문일 것이다. 어린이가 좋아하고 사랑하는 ESP, 말하지 않고 이야기하지 않아도 ESP는 어린이를 오게 한다. 어린이는 미래의 보배다.

ESP 기관지인 〈眞心(참마음) 신문〉에는 매일 어린이들이 보내온 편지를 게재하고 있다. 떠듬떠듬 써 내려 간 글자지만 열심히 쓴 예쁜 마음을 알 수 있어 더없이 기쁘다.

초등학교에 다니는 어린이의 가슴에는 ESP의 수호(守護) 배지가, 노트나 연필에는 원더 실(seal)

이 붙여져 있다고 한다.

집단 괴롭힘(이지메)을 당하는 아이의 책상 속에 원더 실(seal)을 한 장 붙였더니 갑자기 아이들에게 괴롭힘을 당하지 않게 됐다고 기뻐하는 편지를 받은 적도 있다.

ESP로부터 보호받은 어린이가 학업 성적도 이상하게 좋아졌다고 어머니로부터 편지를 받는다. 물론 어머니도 기쁠 것이다. 어린이에게 사랑받는 ESP는 더욱더 번성할 것이다. 세상이 좋아지는 것은 이제 얼마 남지 않았다.

어린이는 세상을 가장 잘 알고 있다. 최근에 받은 편지를 소개한다.

이시이 선생님, 매일 염력을 주셔서 감사합니다. 저는 ESP를 안 지 아직 7개월밖에 안됐습니다.

세뱃돈으로 이시이 카타오 선생님의 탁상용 액자를 샀습니다. 지금은 책상 위에 두고 있습니다.

학교 갈 때는 사진 앞에서 '다녀오겠습니다' 라고 말하고, 돌아와서는 '다녀왔습니다' 라고 말합니다.

나는 토요일에는 붓글씨를 배우러 갑니다. 그날은 '門松(새해에 문 앞에 장식으로 세우는 소나무. 때로는 매화 · 대나무를 곁들이며 금줄을 걸침)' 이라고 썼습니다. 그 주 토요일에 교본을 받았더니 급(級)이 올라가 있었습니다. 그날은 기뻤습니다. 이시이 선생님 덕분이라고 생각합니다. 왜냐하면 붓에 원더 실(seal)을 붙여 놓았기 때문입니다.

어느 날은 벌에 쏘여 에스파 실(seal)을 바로 검지에 붙였더니 통증이 금세 사라졌습니다. 정말 감사합니다.

제 5 장

구체적인 실증(實證)과 ESP의 행동

제 5 장

1. 하늘[神]의 힘에는 방법은 없다
2. 인간은 제 뜻대로는 행복해질 수 없다
3. 마음먹는 것이 중요하다
4. 지금이야말로 참된 힘의 가치를
5. 일(사업)의 번영이야말로 ESP의 저력이다
6. 역전(逆轉)의 발상으로 어둠[暗]서 밝음[明]으로
7. 신의 세계도 인간의 세계도 현재의 생활 속에 있다
8. 참마음[眞心]의 행동은 바로 행복을 불러온다

1. 하늘[神]의 힘에는 방법이 없다

내게 있어 사람을 돕는 것은 사명이다. 인간은 제멋대로이다. 떠나는 사람은 구태여 내쫓지 않지만, 오는 사람은 결코 거부하지 않는 자세가 그야말로 여러 가지 형태로 실증(實證)을 만들어 낼 수 있었던 것이라고 생각하고 있다.

일전에 홋카이도에서 보내온 기름이 오른 명태를 입에 댔을 때 '아아! 쓰시마에서는 오징어가 풍어(豊漁)였는데' 하는 여러 가지 생각들이 절실하게 떠올랐다.

도쿄 강연회 때에는 집에 불이 나서 '진심염지(眞心念志)'를 가슴에 안고 '선생님 부탁드립니다'라고 염원했더니 불기운이 굉장히 강했는데도 지붕의 물받이만 타고 꺼지고 말았다는 체험담을 발표한 사람이 있었다.

삿포로[札幌] 강연회에서는 삿포로에 태풍이 내습해 왔을 때 판목(板木)에 실(seal)을 붙여서 묻고 염력 테이프를 틀어 놓았더니 벼가 쓰러지지도 않았고 더욱이 맛까지 굉장히 좋았다고 한다. 또 거의 쓰러졌던 벼도 보통 일어날 수 없는데 태풍이 지나간 뒤에 원래대로 똑바로 일어났다고 한다.

그 외에 실(seal)을 붙인 사과나무도 다른 나무와 마찬가지로 휘어졌는데도 사과가 떨어지지 않았고, 선별할 필요도 없을 정도로 크기가 고르다고 해서 에리모미사키[襟裳岬]의 공무원이 ESP를 장려하고 있다는 얘기도 있다.

나는 신문에서 전신 마취 결과 식물인간이 되었다고 하는 딱한 소식을 읽었다. 몸 안에 넣은 심장 페이스메이커가 잡음파(雜音波)로 멈춘 것이다.

인간의 내장은 어느 것이나 연관이 되어 있다. 하나하나 떨어져 있는 것이 아니라 간장도, 심장도 연관되어 있다. 그래서 부분 개조나 부품을 갈아 끼우는 것을 원래대로 하려면 무언가 장해가 있기 마련이다.

구마모토 강연 후, ESP 동호회 모임에서는 어느 여성이 가방 속에 『최후의 초염력』 책을 세 권 넣고 그 사이에 돈을 끼우고 다닌다는 이야기를 들었다. 지갑은 일부러 가지고 다니지 않는다. 그 돈을 다른 사람에게 건넬 때 나의 파워가 다른 사람들에게 조금이라도 전해지기 때문이라는 이야기였다.

그 기특한 마음씨로 남을 돕는 마음에 나도 모르는 사이에 눈물이 날 뻔했다.

2. 인간은 제 뜻대로는 행복해지지 않는다

사람은 사물에 대해서 꼭 해명하지 않으면 안 된다고 생각한다. 이것은 자기의 능력 의존형 이외에 아무것도 없다는 자기 본위(自己本位)가 그것이다. 그렇기 때문에 대인관계에 고심하는 것은 당연하다.

사람은 각각 처세의 수단이 다른 양친(兩親)으로부터 생(生)을 받아 환경, 생활, 교육을 함께 하는 형제자매라도 세상에 대한 견해는 동일하지 않다. 취미마저 각각 별개이고 한 사람 한 사람의 마음도 같지 않다.

그럼에도 불구하고 자신이 희망하는 것이 상대

방에게 인정받고 싶다고 생각한다. 자의식(自意識) 과잉인 사람은 자기의 생각을 바꾸려 하지도 않고 자신의 사상과 행동이 옳다고 설득하며 결국 자신의 생각대로 상대방이 하지 않으면 만족하지 않는다.

대체로 학문 편중형에 이런 사람이 많으며 민주주의를 오해하고 있는 것 같기도 하다.

이것도 당사자의 삶의 방식이라고 한다면 새삼스럽게 참견하는 것은 쓸모없는 일 같다.

그 사람의 세상에 대한 신념은 잘못된 것이라고 하는 것은 민주라는 큰 강의 흐름을 역류하는 것이기 때문이다. 나의 일관된 주장의 요점은 '발상 즉 행동(發想卽行動)' 이다.

교육적 관점에서 말하면 이것은 심한 폭언이라고 할 것이다. 그러나 오히려 사려, 분별을 되풀이해서 무엇이 될까?

행동하지 않으면 성공인지 실패인지 예상할 수 없다. 인간 사회의 고뇌는 여기에 있는 것이다. ESP에 세뇌된 분들에게는 현세에 망설임은 절대로 없다.

세뇌란 말에는 무언가 사상 배경이 오가는 것

같지만, 내가 말하는 ESP의 세뇌는 초상 현상(超常現象)의 세뇌이기 때문에, 청심 무구(淸心無垢)의 두뇌가 되기 때문에 하늘[神]로부터의 메시지가 끊임없이 온다. 그래서 메시지 하나하나는 하늘의 가르침으로 바로 행동하지 않으면 안 된다. 이것이 '발상 즉 행동'인 것이다. '발상 즉 행동'은 최초의 발상을 그날 하루 종일 지키고 행동하자는 의미가 아니다. 즉 차례차례로 떠오르는 생각이 모두 다 직감이며 발상의 전환이라는 것이다. 이것은 신이 가르쳐 주시는 발상의 전환이기 때문에 반드시 성공한다.

ESP는 하늘로부터 행복의 구조(메커니즘)에 포옹되어 있기 때문에 이것을 단정할 수 있는 것이다.

이미 ESP를 하시는 많은 분들이 체험하고 있는 금분(金粉) 강하 현상, 스냅 사진의 불꽃, 사진 속의 서운(瑞雲), 일곱 가지 색깔의 금분이나 일곱 가지 색깔의 구슬 강하는 무엇을 가르치고 있는 것일까.

ESP 세상은 인간이 생각하고 있는 그런 세상이 아니다. 고생하지 않으면 편해질 수 없다는 것이 상식이지만, 그런 것만이 인간 사회가 아니라는 것

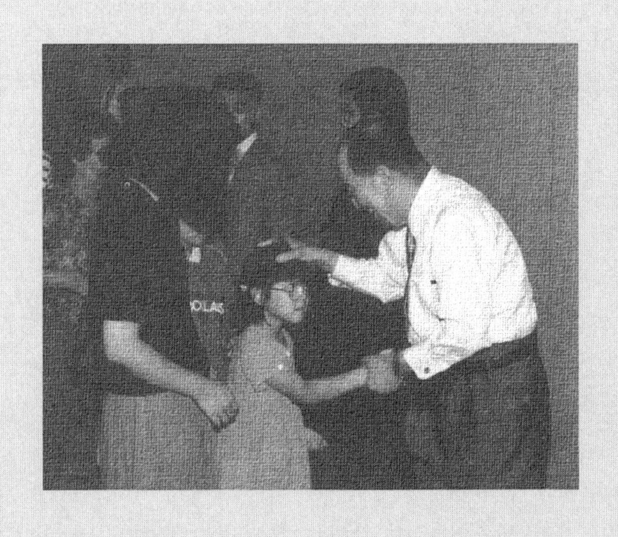

을 알려 주는 것이 ESP에 몸을 맡기는 사람들에게만 체험하는 금분 강하 현상 등의 불가사의한 사실이다.

이것은 현세에 또 다른 진실의 세계가 있다는 것을 불가사의 체험으로 보여 주고 있다. 모습[形]이 없으면 신용하지 않기 때문이다.

신의 존재는 항상 사람들의 곁에 있다. 그것보다는 행복의 구조(메커니즘)가 눈앞에 있다고 하는 쪽이 현실적일 것이다.

ESP 동호회 회원 여러분들은 현계(現界)와 신계(神界)를 왕래할 수 있다. 그래서 신계에서는 생각대로 되는 즐거운 생활이 있는 것을 안다. 또한 신만이 할 수 있는 불가능한 것이 이루어지고 수많은 즐거운 체험들을 이상하다고 생각지 않고 ESP만의 감사로 생각하며 각자 발상의 연속(連續)을 착실히 실천하면 신이 당신의 생활을 지켜 주기 때문에 행복해지는 것은 당연하다.

ESP 사회에서는 병에 시달리는 것이 없고 사업, 장사도 일희일우(一喜一憂)하는 일이 없이 즐겁고 활기가 넘쳐흐르게 된다.

이렇게 되면 사업의 확대 발전, 장사 번창은 당

연한 일이며 괴로움을 즐거움으로 바꾸는 일을 지금 체험하게 하는 것은 세계에서 오직 하나, 여러분과 같은 마음이 되어 지도하는 ESP과학연구소뿐이다.

ESP의 강연회는 사람들의 소원을 신이 바로 돕는 사실을 볼 수 있다. 이런 것은 세계 어디에도 없는 것이며 이 사실만이 최고로 중요한 것이다.

3. 마음먹는 것이 중요하다

누구나 병으로 고통을 받으면 정말로 고쳐질까? 하는 생각이 오간다. 이렇게 되면 어쩔 수 없이 자신감을 잃게 되고 머리는 무겁고 어두워진다.

본인 혼자서는 어찌할 도리가 없으므로 차라리 본인은 물론 가족도 반드시 병이 낫는다고 단정해 버리면 어떨까? 아무리 괴로워도 살아가지 않으면 안 되는 것이고 고치지 않으면 안 된다. 방황해서도 안 된다.

'생각하는 일념(一念)은 바위도 뚫는다.'는 속담이 확실하게 가르쳐 주고 있다. 하물며 우리들의 마음은 ESP의 천상계(天上界)라고도 할 수 있는 신과 함께 있다. 그래서 무엇이라도 생각하는 대로 되고 있는 것이다. 일반 사람들에게 이런 말로는 통용되지 않겠지만 ESP는 진심의 세계다. 진심의 세계에서는 현신(現神)이 지도를 하고 있기 때문에 절대 낫는다고 마음을 먹어야 한다. 인간 모두에게는 하늘이 준 수명(壽命)이 있다.

사람들은 나를 고령(高齡)으로 보고 있으나 병에 시달리는 몇 천, 몇 만 명의 사람들이 나를 의지하고 있다. 그래서 어중간하고 나약한 마음으로는 의지해 오는 사람들에게 만족감을 줄 수 없다. 그것은 나의 힘이 아니라 주어진 신의 힘이기 때문에 할 수 있는 것이다.

나의 즐거움은 오로지 사람들의 병이 낫고 그 기쁨의 소리를 듣는 것이다.

따라서 '절대로 낫는다'는 확신을 갖고 일하고 있는 나에게는 남들과 같은 밤의 휴식이 없다. 매사 ESP의 회원들의 진심과 나의 진심은 황금빛의 끈으로 깊고 강하게 묶여져 있다. 이미 나를 생각하는 것만으로도 통(通)하고 있는 것이다.

그래서 ESP의 참마음[眞心]에 외곬이 되면 어떠한 불안도 위기감도 없어진다. 살아가면서 방황해서는 안 된다. 좌절해서도 안 된다. '반드시 낫는다' 는 것은 병만이 아니다. 이 굳은 결심을 가지고 망설이지 않고 행동하면 만사가 다 좋아질 것이다.

요즘 대기업은 태고 이래 최고 경기에 취해 있지만, 중소기업과의 격차가 더욱더 커지고 있다. 일이 있어도 사람이 오지 않을 뿐 아니라 유능한 인재는 대기업에 스카우트되어 세상이 말하는 경기와는 정반대의 현상이 나타나고 있다. 이렇게 나가다간 앞으로가 걱정이다.

행복이라는 것은 즐겁게 일을 하는 것이다. 매일 고민이 항상 따라다닌다면 즐겁기는커녕 고민은 계속되며 결국 심신증(心身症)이 되는 것은 당연하다.

4. 지금이야말로 참된 힘의 가치를

나가사키[長崎] 강연회 후 ESP 동호회 회원 모임에서 회원 한 사람이 다음과 같은 이야기를 했다.

말기 암에 걸린 완고한 성격의 병원 원장이 스스로 『최후의 초염력』 책에 마음이 끌려 그것을 아픈 곳에 댔더니 통증이 멈췄다고 하였다. 이 원장은 반복해서 실(seal)을 붙이고 하는 사이에 완전히 암의 조후(兆候)가 사라졌다고 발표하였다.

그 자리에 같이 있던 사람들의 감동의 박수를 나는 아직도 잊을 수 없다. 그는 의사였기에 완고한 사람이 보여 준 이 힘은 간단히 주어진 것도 아니고 결코 안이한 것도 아니다.

도쿄 중심지에 있는 뇌외과(腦外科) 병원 원장도 나에게 꼭 이 파워를 받고 싶다고 왔었다. 그는 가망성이 없던 뇌종양 환자가 나의 이 파워로 나은 것을 보았기 때문이라고 했다. 그것을 보여 준 것도 하나의 흐름이라고 생각한다.

인간이 살아가는 동안 갖가지 일이 생긴다. 이렇게 말하는 것은 내일 내가 그 입장이 될 가능성도 있기 때문이다. 어떠한 지식인이나 매우 완고한 자라도 고통스럽거나 서럽고 힘들 때는 이 힘의 위력을 반드시 알아줄 것이다.

2년 전, 어느 TV 방송국에 근무한 분으로부터, "선생님, 이쪽 상품은 엄청나게 싸군요."라는 말을 들었다. 영감상법(靈感商法)이라는 좋지 않은 소문이 자자한데도 내 힘을 경이적이라고 말해 주는 사람도 있었다. 왜냐하면 이 힘은 누구라도 받을 수 있고 누구에게라도 나누어 줄 수 있는 데다가 강제로 하지 않기 때문이다. 체험한 사람이라야 그 참된 가치를 알 수 있다.

가령, 어떤 약을 먹어도 테이프를 들으면서 먹으면 부작용의 우려도 없고, 또 어떤 병이라도 재발하지 않는 것을 수없이 보고 들어 온 나로서는 참된 가치가 무엇인지를 가장 잘 알고 있다. 그리고 그 가치를 여러분 대부분이 알아주고 있다는 것이 마음 든든하다. 나는 인간이 신의 자식이라고 믿고 있다. 그래서 행복의 권리는 누구에게나 평등하게 있는 것이다.

행복의 조건(1)

행복해지는 것은 누구에게나 쉬운 일이다. 종교책, 도덕 책 등의 가르침대로 되기에는 자기를 엄하게 다루며, 인간 마음의 존엄성을 자신의 중추(中樞)로 하는 수양을 게을리해서는 행복은 얻어질 수 없을 것 같다. 이렇게 하는 것은 대의(大儀)이며 난행(難行)이다. 이런 것은 시간이 있는 사람들의 미덕이라고 할 수 있다.

또 범인(凡人)이 아닌 바쁜 사람에게는 행복의 길은 그림의 떡이다.

지금의 세상은 그렇게 신경 쓸 여유가 없을 만큼 격동의 유위전변(有爲轉變)이며, 자신의 행복이나 이상(理想)을 생각하기보다는 일상생활을 보내기에 바쁘다.

유럽이나 미국과 같이 일하는 시간이 단축되어 휴일이 늘어났지만 정말로 마음의 휴식을 취하는 사람이 과연 있을까?

나는 일 속에서 즐거움을 느끼는 사람이 최고로 인생의 보람을 느낄 수 있고 또 가정도 화목할 거라고 생각한다. 행복은 그 안에 있는 것이다.

물론 육체의 휴양도 필요하나 거기에 못지않은

것은 일 속의 즐거움, 즉 마음의 휴양이며 이것이 가장 중요하다.

누구라고 이렇게 되고 싶어한다. 그러나 현세(現世)의 기업 전략에 분골쇄신, 밤낮 없이 일하는 사람들에게는 육체의 휴양이 없어서는 안 된다. 그러나 마음속에 불안이 있으면 휴양은 무의미하고 그 불안으로 빈손, 빈주먹이 된 듯한 마음의 동요가 일어나 휴양이 일의 후퇴를 가져올지도 모르는 일이다.

무리한 휴양은 오히려 마음의 가혹한 노동이 될 수 있으며, 생활의 풍요로움도 없고 이 불안 속에 병마까지 들어올 수 있다.

다시 말해서 휴일은 즐거워야만 진정한 육체의 휴일이 될 수 있다.

여러분은 그것을 알고 있지만 그렇게 할 수 없는 것이 일반적이다.

그러나 ESP는 진심의 세계다. 진심은 자구(字句)나 말뿐이 아니다. 진심은 상념이 아니다. 진심의 행동은 차례차례로 뜻밖의 즐거움을 형태로 나타낸다.

그래서 ESP에 의지하는 사람들은 새삼스럽게

자각할 필요 없이 그냥 그대로의 행동이 행복으로 가는 진로인 것이다. ESP 지도 테이프로 지금까지 끙끙 앓던 고민이 사라져 가는 것은 그 실증(實證)이며, 행복으로의 서광이다.

어느 강연회에서나 큰 목소리로 절규하고 있으며, 결정적인 행복의 제1의 조건이 일[事]의 번영이라는 것이다. 그것을 위한 근간은 진인사대천명(盡人事待天命)하는 것이다.

이것은 누구나 배우고 있기 때문에 특별히 새로운 말은 아니지만 뚜렷하고 분명하며, 의미는 불투명한 것이다. 어떻게, 무엇을 하면 진인사(盡人事)할 수 있을지 모르기 때문이다.

그러나 ESP에서는 진인사하는 것이 지극히 간단하다는 것을 가르쳐 준다. 이것저것 망설이지 말고 생각대로 행동하는 것이 진인사하는 것이다. 왜냐하면 처음부터 검토하고 난 다음의 행동은 자신의 생각이므로 생각대로 되기 어렵기 때문이다.

발상(發想)은 자신의 생각이 아니다. 그것은 하늘로부터 지시이다. 이 지시에 몸을 맡기고 행동하면 하늘은 당신을 믿는다. 신(神)이 믿은 사람은 당신이 목적한 대로 되는 것이 당연한 일이다. 또 하늘의 지시는 당신의 행복을 투시하고 난 다음의 지시이기 때문에 지시를 지키면 나날의 생활에 용기가 솟아날 것이다

이것이 바로 진인사하는 것이다. 이것은 ESP의 마음에 둘러싸인 사람들에게만 부여되는 최대의 특권이다.

ESP 지도 테이프는 당신이 인간으로서 의식적으로 행동하지 않아도 발상을 행동으로 옮기게 해 차례차례로 일상생활에 기쁨을 준다.

'발상 즉 행동' 은 경거망동이 아니다. 그것은 발상한 대로 행동하는 것이며 생각이 바뀌면 바로 그 생각대로 행동을 바꾸는 것이다. 아침에 기상해서부터 그렇게 하면, 열 시경을 지나면 침착해지고 자신에 찬 생활을 할 수 있다.

차례차례로 솟아나는 생각의 변화는 신이 당신을 믿기 위한 발상의 전환이며 여기에 몸을 맡기는 것이 진인사대천명하는 것이다.

행복의 조건(2)

제2의 행복의 조건은 밝고 즐거운 생활을 만들어 나가는 것이다. 그것을 위한 근간은 '임기응변,

선(善)으로써 상대방에 응한다.'라는 것이다. 상대방에게 진심으로. 어려운 것 같아도 따뜻하고 용기 있는 말이다.

왜 그럴까? 그것은 자아를 버리지 않으면 이 행동은 허실(虛實)이 되기 때문이다.

다시 말해서 인간의 번뇌, 자기 우선(自己優先)의 생각도 생활은 가능하겠지만 매일 불안에 집착해 마음의 만족과 즐거움은 없고 생존경쟁의 와중에 있게 되는 것이다. 이래도 현세가 흡족하고 행복하다고 할 수 있을까? 내가 새삼스럽게 말하지 않아도 누구라도 같은 생각일 것이다.

온고지신(溫故知新), 그리운 어구(語句)이다. 옛것을 익히고 그것을 미루어 새로운 것을 안다는 것이다.

1년 전의 5월 13일은 나가사키 현 이사하야[諫早] 강연 전날이었다. 그날 밤 나가사키 현 지도원 여러분과 같이 저녁 식사를 하며 환담을 나누고 있을 때 27, 8세 되어 보이는 청초(淸楚)한 여성이 아무 말 없이 손가락을 움직이고 있었다. 나는 말을 못하는 사람으로 직감하고 그런 생각으로 집중해 있었다. 그러자 1분도 지나지 않아 낮은 목소리가 계속 들렸다. 한 지도원이 나에게 달려와 이 여성은 출생 이래 28년 동안 말을 못하는 농아자(聾啞者)라고 했다. 그것을 알고 나니 갑자기 무념(無念)이 용기의 화신(化身)이 되어 그녀는 불과 2, 3분 사이에 커다란 목소리를 낼 수 있게 됐고 귀도 들리게 되었다.

그때 그 장소에 있었던 30여 명의 사람들은 감격했고 반 이상의 사람은 감격한 나머지 격한 기쁨으로 오열했다.

나는 타인의 일이라도 감격하면 커다란 기쁨의 눈물을 흘린다. 험한 세정(世情)에서 인간의 양심은 어디에 있는 것인지. 어둡게 닫혀 있는 인간의 양심이지만 한 번 이런 커다란 기쁨의 장면을 현실 목격하면 다른 사람의 일이라도 모두 기쁨의 눈물을 흘리며 이것이 바로 진심(眞心)이다. 진심은 평소에는 어떨지 몰라도 인간 모두의 마음에 깊숙이 숨겨져 있다. 진심은 자기 본위의 마음이 아니기 때문에 아름다운 것이다.

이론, 설명, 설득으로는 상대방이 서둘러서 갑옷을 갖고 나오는 사람도 있게 할 것이다. 그래서 일이 고생스럽고 생각대로 되지 않는 것이 이 세상의 상례(常例)이다. 또 번뇌 사회이다. 사람이 좋아하는 것만으로는 생활이 편해질 수 없다. 사람이 좋아하는 것과 진심과는 천지 차이가 있다.

이 세상의 말은 끝이 없고, 누구라도 알고 있는 것이기 때문에 밝은 말로 바꾸어야 한다. 하늘에는 인간 행복의 구조(메커니즘)가 현실에 있다.

과거, 현재의 어떠한 쓰라림, 고생이 있을지라도 결코 자신의 비운(悲運)을 탓해서는 안 된다.

'인생은 여러 가지'. 내가 좋아하는 노래 가사다. 사람은 그렇게 마음도 다르고 생활 환경도 다르면서 상대의 말을 가볍게 생각하고 자기 자신이 주도권을 가지려고 이야기하면 일이 되지 않는 것은 당연한 일이다. 오히려 자기 이익이라고 하면 상대방의 이야기와 마음을 존중해 주는 것이 기쁨을 맛 볼 수 있는 것이다.

가정불화도 마찬가지다. 의견 다툼으로는 파멸적인 고통, 고독감으로 자신이 비참하게 된다.

상대가 경화(硬化)의 양상(樣相)이 있으면 자신이 바보가 되어, 암(暗)을 명(明)으로 전환해야 한다. 이것이 행복하게 되는 훌륭한 발상 전환이며 즐거운 생활은 이 발상 전환에서 오는 것이다.

밝고 즐거운 생활 속에는 건강과 가정의 원만, 사업 번창이 있는 것이다.

행복의 조건(3)

제3의 행복의 조건은 둥글둥글한 인간관계이다. 그것을 위한 근간은 자기 본위의 아집을 버리고 상대방에게 자신을 맞추는 것이다.

자기 본위로 생활하는 사람의 일생은 마음의 여유도 없을 뿐더러 생활에도 풍족함이 없다고 말할 수 있다.

하이테크 과학, 고등 교육, 첨단 의학에 매진한 일본은 세계 경제 대국이 되었다. 그래서 우리들의 생활도 아주 즐거워져야만 한다.

물론 생활이 편리해졌다고 해서 일상생활이 정말 즐거운 것일까? 행복할까? 아니다. 자기 본위의 이욕(利慾)과 아집이 드러나 일면식(一面識)의 상대에게 바로 찰지(察知)되고 경계를 당하기 때문에 대화가 잘될 리 없다. 그 대표적인 예는 현실의 기업 투쟁에서 볼 수 있다.

인생 행복의 원점은 사업과 장사의 발전과 번영이다. 매일 하는 일이 경쟁의식으로 남을 밀어제

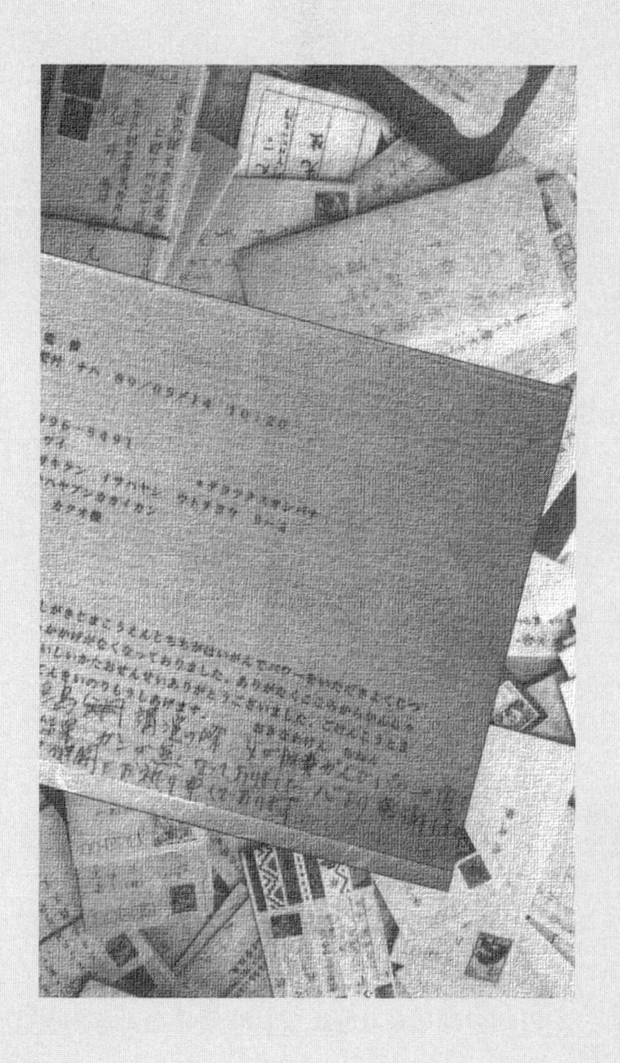

치지 않으면 발전과 번영이 없다는 것이 자기 본위이다. 생각만으로도 힘든 세상이다. 화려한 생활은 마음으로부터 기쁨이 없다. 이것을 전환하는 데는 자기를 버리고 생활 주변 사람들의 기쁨을 얻도록 해야만 매일 일의 즐거움을 느낄 수 있는 것이다.

생활 주변이라고 하면 누구라도 알 수 있듯이 사업과 장사하는 사람은 고객을 말하는 것이며 회사원은 업무 장소이다.

이 순조로운 번영이 있으므로 생활을 할 수 있는 것이기 때문에 마음속 깊이 가장 중요하게 생각하지 않으면 안 된다.

회사가 자기를 부리고 있다고 생각하는 회사원은 발전이 없을 뿐만 아니라 소중한 하루의 즐거움도 없고 고통을 느낀다. 부려지고 있다고 생각하면 인생의 일생이 너무나 비참해진다.

그러나 회사의 일을 자기의 일이라고 생각하면 회사의 일에 의욕이 나서 즐거움을 느낀다. 그러면 회사가 발전하는 것은 당연하며 회사로부터 중요하게 취급 받는 것도 당연하다. 무슨 일이나 자신의 일이라고 생각하고 열심히 일해 업적을 신장

시키고 있는데 그것을 인정하지 않고 대우해 주지 않는 회사에는 오랫동안 있어도 소용이 없다. 왜 이렇게까지 말할 수 있는 것일까? 인생에는 한계가 있어서 보람 있는 삶을 살지 않으면 안 되기 때문이다.

매사에 적극적으로 임하고 용기를 갖고 행동하면 반드시 일이 즐거워지고 가정도 화목해져 마음이 풍요로워 기쁨이 올 것이다.

그러나 모두에게 극한을 생각하게 하는 과학 문명사회에서는 만사가 편리해졌다고 해도 세계 인류의 절대적 공통 목표인 인간의 행복은 있을 수 없다. 오히려 과학이 인류를 멸망시키고 있는 것이 현실이다.

인간의 두뇌에는 극한이 있어 극한을 넘으면 퇴화한다. 이제 그 시기가 오고 있다. 과학자, 문화인도 그것을 알고 있다. 알고 있어도 어쩔 도리가 없다. 인간의 지혜는 결국 인간 사고로까지만 되어 있기 때문이다.

그러나 비관할 필요는 없다. ESP의 초상 현상을 이해할 수 없으면 신용하지 않는다고 하겠지만 그것은 인간의 상식을 깨고 직감 그대로의 행동으로 희망이 실현되는 것이다. 행복을 위해서면 도저히 불가능한 일이라도 가능하게 한다.

나는 강연장에서 현대 의학으로 치료해도 치료가 곤란한 환자에게 겨우 3~5분 이내에 건강을 되찾게 해준다. 열 사람이면 열 사람 모두 가능하다. 유익한 일이면 거의 가능하다.

ESP(진심)의 근간은 보은과 감사이다. 진심은 형태로 표현해야 한다. 정말 도움이 되었다면 감사의 말만으로는 박하다. 그것은 상대방도 사람이라 생활을 해야 되기 때문이다.

또 진심의 표현은 직감적 형태의 감사가 아니면 안 되고, 크고 작음을 생각한다면 그 형태는 무용지물이 된다.

5. 일(사업)의 번영이야말로 ESP의 저력이다

ESP 동호회 회원용 전화를 설치하고 첫 시료일

(施療日)에 286명으로부터 전화가 왔었다.

당초 나는 병 등의 상담과 일에 관한 상담의 비율이 4대 6 정도 될 거라고 생각하고 있었다.

그러나 실제로 뚜껑을 열어보니 286명 중 병(病)이 18명, 수험(受驗)이 6명, 나머지 전부가 일에 대한 상담이었다.

"건강도 좋지 않지만 일에 대한 것을 우선해 주십시오."라는 비통한 상담에 나는 최대한의 파워를 보냈다.

발달한 것처럼 보이는 사회에서 얼마나 많은 사람들이 일에 고민을 안고 있는지 나는 새삼스레 현상(現狀)을 안 느낌이 들었다.

하늘의 힘은 공평하다. 그러나 그것을 받는 인간은 공평하지 않다. 이 에너지의 마음 앞에는 반드시 원하는 것이 이루어진다.

일전에 쿠시로에서는 명태가 작년 1월 어획량의 두 배나 잡혔다고 연락이 왔었다. 뱃머리에 실(seal)을 붙였기 때문이었다.

다른 바다에서도 풍어(豊漁)의 소식이 오고 있다.

그러므로 여러분의 소원이 반드시 성취되는 것이다. 현인(賢人)보다는 실행하는 사람이 좋아지고 있는 것이다.

6. 역전(逆轉)의 발상으로 어둠[暗]에서 밝음[明]으로

역전(逆轉)의 발상(發想)이라는 말이 있다. '만사는 생각하기에 달렸다'는 것이다. 일에서도 마찬가지이다. 일을 시켜서 한다, 혹은 남 밑에서 일하고 있다고 생각하면 일은 즐거워지지 않는다. 그래서 자신의 일이고 자신을 위해서 하는 일이라고 생각하는 것, 즉 역전의 발상이야말로 악(惡)을 선(善)으로 암(暗)을 명(明)으로 이끄는 방법이다.

남을 위해, 남들을 위해서라고 생각하는 것이, 자기 자신을 돕는 것이라고 하는 것을 재인식하는 것이다. 그리고 오로지 전진만 있을 뿐이라고 하는 일편단심이 있으면 길은 반드시 개척될 것이다.

만물의 영장이라고 불릴 만한 인간의 마음을 향상시키는 근원은 마음 조절에 있는 것이라고도 할 수 있다. 자신의 마음을 소중하게 하는 것이 사람들의 마음을 소중하게 하는 것으로 이어지는 것이다.

그리고 우리들이 익숙해져 있는 편리함이 역(逆)으로 불편해지고 있는 것도 알게 된다. 편리함 때문에 보이지 않았던 불편함이다.

편리함이 없으면 거기에는 궁리가 생긴다. 궁리는 발명을 부른다. 발명왕이라고 불리고 있는 에디슨은 불편함 속에서 실행했기 때문에 빛나는 공적을 남길 수 있었던 것이다.

그래서 편리함이라는 것은 한 순간의 즐거움을 계속해서 쫓고 있다는 데 지나지 않는 것이다.

그리고 인간의 생각이 30%이고 나머지 70%는 창조력이라고 목청을 높여 말하고 싶다. 아무리 거친 세상이라도 좋은 쪽으로 받아들이면 반드시 빛이 보일 것이라고 하는 것을 뼈저리게 느끼게 해준다.

7. 신(神)의 세계도 인간(人間)의 세계도 현재의 생활 속에 있다

일상생활의 일희일우(一喜一憂), 불안하게 사는 힘든 생활도 타인의 기쁨을 자신의 기쁨으로 생각하고, 자기중심의 사고방식과 행동을 전환하면 바로 매일 생활이 즐겁게 바뀔 것이다. 왜 그럴까? 그것은 남을 돕는 일을 할 수 있기 때문이다.

인간은 한 사람도 남김없이, 도덕을 무시하고 남에게 해를 끼치고 처세에 지나치게 비정한 사람이라도 남을 위해 노력하고 선의를 다해 생활하고 있는데 갑자기 업병(業病. 전생의 악업으로 말미암아 생긴, 도저히 피할 수 없는 병)에 걸리면 어제까지는 즐거웠는데 갑작스런 투병 생활로 괴로운 잿빛 나날을 보내게 된다.

이처럼 장사도 사업도 전력(全力)을 다해 노력해도 이내 부진에 빠지는 일이 있다.

이러한 불행과 불운에 처한 사람이 병이 낫고 장사가 번창하고 사업이 번영되면 남을 돕고 싶은 마음이 생긴다. 역경에 빠져서야 비로소 그 마음을 알게 된다.

내 책상 위에 매일 쌓여 있는 편지에는 수많은 사연이 쓰여 있다.

말할 것도 없이 세상을 위하고 남을 위하고 싶은 것은 인간의 마음속 깊이 있는 '진심' 이다.

그것은 인간 모두의 본능이기도 하다. 그리고 옛날부터 지금까지의 함축되어 있는 교리(教理), 교전(教典), 조리 있는 수양서(修養書)에서도 궁극적인 것은 남을 돕는 것이라는 결론이다.

남을 도우면 누구에게도 행복이 찾아온다. 신앙도 수행의 모습은 아름다워 보이지만 엄하고 대단히 힘든 일이다. 수양서를 읽으면 알 것 같은 기분도 들지만 행동으로 옮기려면 어떻게 해야 좋을지 짐작이 가지 않는다.

이것은 인간의 영지(英智. 뛰어난 지혜)로는 남을 도울 수 없다는 것이다.

신밖에 할 수 없다. ESP에는 신앙도 없고 수행도 쓸모없으며 오로지 하나뿐인 '발상 즉 행동' 으로 오늘부터, 아니 지금부터 남을 도울 수 있다. 그 마음가짐으로 지금부터 행복을 느끼게 된다.

그렇지만 일반적으로 신밖에 할 수 없는, 남을

돕는 그 기쁨을 당신은 ESP 테이프를 들으면 그것이 가능하게 된다.

신의 존재는 확실히 있다. 생각하는 것이 현실로 되는 사실, 이 신계(神界)가 '당신' 을 끌어 주고 있다는 것이다.

8. 참마음[眞心]의 행동은 바로 행복을 불러온다

일상생활에 불안이 없고 집안에 웃음소리가 끊이지 않는 나날이 계속된다면 이것보다 더 좋은 일은 없을 것이다.

이 세상 사람들 모두 마찬가지이다. 이것이 행복이고 인간은 이를 위해 생활한다. 그래서 세계의 지도자들이 인류의 행복을 목적으로 한 정치를 해주었으면 한다.

그런데 당리당략(黨利黨略)으로 지금 자기의 이권에 지위를 이용하는 사람도 있다.

정치인들이 국민의 행복을 최우선으로 정책에 열중해 주었으면 한다. 왜냐하면 정치가는 귀공(貴公)의 대의명분에 지지를 얻어서 된 사람이기 때문이다.

최근의 세정(世情)에 실망스럽고 입을 열지 않을 수 없다. ESP의 신의 진수이자 인간 행복을 위한 지도자로써 의분을 참을 수 없다.

그러나 세계정세는 광분적인 복잡한 격동에도 불구하고, 어떻게든 그쪽 방향으로 지침의 징조를 보여 왔다.

어쨌든 동측 진영의 지도자에게 갈채를 보내고 싶다. 전 인류에 멈출 줄 모르는 평화에 대한 열정이 통하기 시작한 것이다.

1989년 일본이 새로운 시대[平成時代]가 시작되었을 때의 연두(年頭) 후쿠오카 강연회에서의 첫 마디로 ESP 동지 여러분은 이제부터 참된 행복이 시작된다는 것을 강조했다.

ESP 동지 여러분의 참된 행복이 무엇인지 간단명료하게 설명해 보겠다.

(1) 발상은 순수함이다. 순수함은 진심이다.

(2) 진심에는 신이 깃든다. 진심의 행동에는 불

가능이 없다. 당신의 행복은 태어났을 때부터 이미 신으로부터 정해져 있기 때문이다.

(3) ESP 동지만의 특권인 '발상 즉 행동(發想卽行動)' 은 진심의 행동이기 때문에 매일 신의 가르침으로 절대 행복해질 수 있는 근원이 된다. 기쁘고 즐겁게 된다.

(4) 신체의 통증도 나았다. 병원에서 사망 선고를 받았던 말기 암 환자를 아내가 고쳐 주었다. ESP에 목숨을 건 아내의 소원에 진심이 통한 것이다. 이 감격을 그냥 있어서는 안 된다. 그대로 있으면 자기 본위가 되기 때문에 감사하지 않으면 안 된다. 자기 본위에는 행복은 없다.

(5) 모든 인간은 사람을 돕고 싶어한다. 남이 기뻐해 주기 때문에 그것이 자신의 최고 기쁨이 된다.

(6) 행복은 기쁨 속에 있다. 종교의 성스러운 가르침도 남을 돕고 기쁨을 전하고 있지만, 어떻게 하면 남을 도울 수 있는지 그 수단은 가르치지 않고 있다. 행복은 상념(想念) '무형(無形)' 이 아니라 '유형(有形)' 이기 때문에 사실(事實)은 행동으로 태어나는 것이다.

(7) 드디어 ESP 행복의 시대가 왔다. 이 행복 시대의 행동 제창(提唱) 슬로건은 '진심 대행진' 이다.

어린이도 노인도 다 할 수 있는 대행진, 힘차고 당당한 대행진을 할 것이다. 행복은 지금 여기 있으니까.

제 6 장

이미 **인간적(人間的) 행동**의 시대는 끝났다

제 6 장

1. 인간적 행동의 시대는 끝났다
2. ESP의 흐름은 성난 파도처럼
3. 사실(事實)을 보여 주는 것이 ESP의 참된 설명이다
4. 능력을 비관해서는 안 된다. 자신의 능력에 맞는 창조력이 있다
5. 이 힘을 응용하고자 한다면, 당신은 이미 신과 함께 있는 것이다
6. 이론보다 생생하게 보여 주는 사실이 중요
7. 인생을 딱딱하고 고지식하게 살지 말고, 진인사대천명(盡人事待天命)할

1. 인간적 행동의 시대는 끝났다

현세에 일진월보(日進月步)하는 과학 발전은 당연하지만 요즈음 이상할 정도로까지 된 교육의 양상과 인지 불용(人智不用), 인간을 꼭두각시로까지 변모시킨 반도체, 초전도체의 광분(狂奔)을 과학의 정수라고 찬미하는 것을 기뻐해야 할지 내 가슴은 개운하지 않다.

왜냐하면 소년 시절 어딘가에서 본 『과학은 인류를 멸망시킨다』라는 책 제목의 커다란 활자가 생각났기 때문이다.

쇼와[昭和] 시대의 한 자리 수[一桁] 시절(1925~1935), 도르래를 만들어 놀았던 그 무렵이 그리워진다.

이러한 감상은 나 혼자만이 아닐 것이다. 인간은 존엄하다. 정서와 창조력을 거세한 원흉은 반도체 등을 핵심으로 한 과학이라고 단정하기 때문이다.

이렇게까지 극단적으로 생각하는 나를 이른바

문화인은 생각이 낡았다고 말하겠지만 지금 시대는 정말 너무 편리할 만큼 기계화되어 단추 하나만 누르면 모든 것이 정리되고 처리된다. 고맙기도 하다.

그러나 인생은 행복해야 하는데 불행한 사막 인생길이다.

생활의 샘은 직장인데 연구의 극한을 넘어선 과학이 직장을 빼앗아 버리고, 생활에서 가장 중요한 것은 돈인데 그 돈은 일하지 않으면 손에 넣을 수 없다.

인간적 행동이 일터를 잃게 하고 있다. 이렇게 돼서야 편리함과 화려함만으로 만족할 수 있겠는가?

강연회에서는 늘 밝게, '발상 즉 행동' 을 절규하는 내가 지금은 세상을 비관만 해서 ESP로 겨우 행복의 파라다이스를 발견한 제현(諸賢)에게 모순을 주는 것 같지만 ESP를 유일한 행복의 상징으로 보고 운명의 모든 것을 의탁하는 사람들은 인간적 행동의 테두리 밖에 있기 때문에 세상 흐름에는 불안을 느끼지 않는다.

이것은 ESP 지도 테이프를 듣고 인간의 진심에

매료되어 ESP 동호회에 입회한 것이 무의식적으로나마 ESP에 대한 감사의 맹세가 되었고 그 맹세로 ESP 동호회 사람들은 행복 메커니즘(구조)의 황금 끈으로 묶여졌기 때문이다. 그 끈에서 떨어진 금가루가 이쪽저쪽 ESP 사람들의 얼굴, 손, 나중에는 식물 등에 산견(散見)되어 그 현상은 하늘에 있는 행복 메커니즘의 존재를 강하게 가르치고 있다.

ESP 동호회 회원 중에 이 금분(金粉) 광영(光榮)을 받은 사람이 많다. 그리고 신속히 감사의 맹세를 하면 인간적 행동으로부터 '발상 즉 행동'의 나날로 바뀌어 모르는 사이에 신계적(神界的)이라고도 할 수 있는 생활 혁명을 일으키게 된다.

인간적 행동과 ESP 행동의 큰 상위점(相違點)을 설명하자면,

인간적 행동

전지전능이라는 어구(語句)대로 사려와 이해가 되지 않으면 행동하지 않는다. 자신의 능력의 자신감으로 타인의 말은 귀 담아 듣지 않고 자기중심으로 생각하고 싶어하며, 남을 배려하는 따뜻한

마음이 있으면 서로 양보하는 밝은 삶이 되지만 그렇게 생각해도 좀처럼 되지 않는다.

유물 만능의 처세술로써 생존의 목적이 되고 상부상조의 미덕은 허구의 가르침으로만 끝난다.

생활 방편 중심의 사고방식이 인간적 행동이다.

종교의 정신도 도덕 책 내용도 그것을 훈계하고, 덕이 있으면 구원이 있다고 하지만 실행할 수 없는 것이 인간의 가르침이다.

이것으로 봐서 행복은 스스로 만들지 않으면 안 되는 것이며, 인간적 행동이 생존의 모든 방법이 된다. 고생하는 것은 당연한 것이다.

ESP의 행동

ESP의 최대 테마는 '과학 기술이 간단히 결과를 내듯이 행복하게 되는 것도 간단하다' 로 쉽게 행복해지고 생각대로 실천하는 시대로 일변했다.

강연장에서 놀라움과 감격한 사람들의 기쁨이 전 인류의 기쁨으로 번져 가는 것은 그리 먼 일이 아닐 것이다.

그것은 지금이야말로 인간적 행동으로 마음에 여유가 없고 기업 경쟁은 생존 경쟁이 되는 처참

하고 어려운 시대다. 누구라도 삶에 고생이 없는 즐거운 생활로 즉각 바꿀 수가 있기 때문이다.

2. ESP의 흐름은 성난 파도처럼

ESP는 초상 현상이기 때문에 이론과 짝을 맞출 수는 없지만 그것보다는 이론의 목적인 사실을 즉석에서 간단히 나타낼 수 있다.

이 사실은 각자의 신체로 보여 주는 것이 가장 손쉽다.

2년 전 9월 12일, 큐슈[九州]의 유후인[湯布院]에서 의사 선생님의 협력을 받기 위해 의사 세 분 앞에서 병명이 공동(空洞. 결핵균 등에 의해 인체 조직에 생기는 조그만 구멍)인 35세 정도의 휠체어 타고 다니는 남자를 시료(施療)한 적이 있었다.

일순간 나는 척수동(脊髓洞) 안의 이상이라고 판단하여 상념을 오른손 가운데 손가락에 집중시켰다. 불과 2분도 안 되어 그 남자는 휠체어에서 일

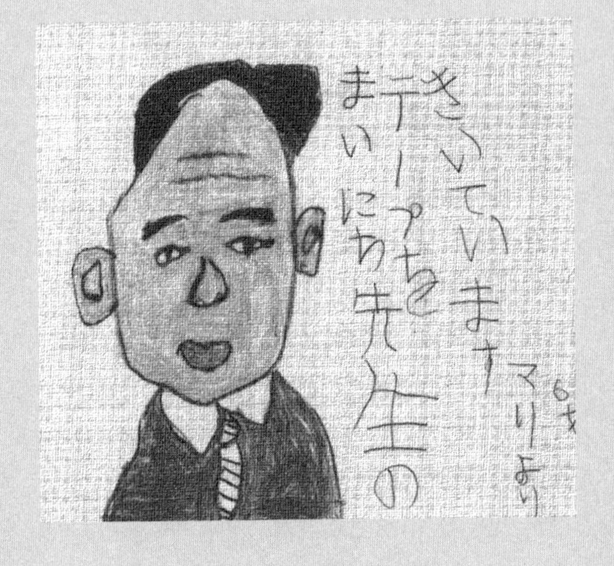
まいにち先生の
テープを
きいています
マリより
6才

어나 혼자 걷기 시작했다.

주위 사람들의 놀라움은 물론이고 임석(臨席)한 의사들은 어떻게 생각했을까?

또 9월 9일, 기타큐슈[北九州] 강연회에서도 모 의대 교수가 강연회가 끝날 때까지 메모하고 있었다. 그 장소에서도 ESP 초상 현상의 성과는 난치병 중의 난치병이라고 일컬어지는 근위축증(筋萎縮症)에 걸린 40세 여성을 휠체어에서 일어나 걷게 했다.

지난 5월 11일, 오키나와 현 이시가키지마[石壇島]의 시민 회관에서는 수술을 3일 후로 앞둔 60세의 폐암에 걸린 남자가 병원에 입원 중인데도 강연회에 참석하여 연단에서 3분 정도 특별히 염력을 받았다. 다음날 그 남자는 병원에서 X-레이 검사를 받았는데 암이 완전히 소멸되었다는 것을 알게 됐다.

그 기쁨을 전보로 보내 5월 14일, 나가사키의 이사하야 강연장에 도착된 것은 내가 연단에 서고 3분 정도가 지났을 때였다.

그때 나는 강연회에 모인 2천 수백 명의 사람들 앞에서 이 전보를 읽어 주었다. 나는 손이 떨리고 엄청난 기쁨으로 눈물을 흘렸었다.

8월 중순경, 그 남자의 아들로부터 '폐암인 아버지는 수술을 3일 앞두고 있었는데 병원에서 강연장으로, 강연장에서 (병원으로 가지 않고) 자택으로 다니시더니 지금은 건강해져서 아버지가 아팠던 것이 거짓말 같습니다.' 라는 편지가 왔다. 나는 너무나 기뻐 그 편지를 어느 강연장에서나 기쁘게 읽어 주고 있다.

ESP의 초상 현상은 인간 마음을 항상 투시하고 있다. 그래서 최첨단의 의학을 결집해서 대처해도 치료가 곤란한 병상(病狀)을 한 순간에 개선한다.

게다가 이 사실은 병뿐만이 아니라 사람들의 생활을 즐겁게 하기 위해서는 어떠한 어려운 일이라도 ESP에 인생의 모든 것을 의탁하는 사람에게는 행복의 나날로 전환하는 것이 용이하다. ESP는 공(空)이지만 살아 있다. 그래서 ESP에는 마음이 있다. ESP에 병만을 의지해서는 안 된다. 행복은 인생의 수호신이기 때문이다.

이러한 미지의 차원에 티끌만 한 흥미도 없이 매일 현실에 충실히 살아온 나지만 계획 없는 즐거운 현실 체험에서 어느 사이엔가 자신을 잊고 몇 만, 몇 십만의 대중 앞에서 목숨을 걸고 있는 기쁜 실감을 혼자서 즐기고 있는 것이다. 그렇지 않으면 어느 강연회에서나 50명 이상의 난치병자의 병상(病狀)을 눈앞에서 바꾸는 실증(實證)은 할 수 없을 것이다.

강연회에서는 천 명~2천 명이 난치병의 시료(施療)에 주목하고 있다. 병은 치료되면 되는 것이고 거기에 사실이 있으면 되는 것이다.

3. 사실(事實)을 보여 주는 것이 ESP의 참된 설명이다

나는 먼저 사실을 보이고 나중에 설명을 하고 있지만, 실은 이러한 것은 입으로 설명한다든가 그림으로 그린다거나 할 수 있는 것이 아니다.

텔레파시라든가 초능력이라든가 하는 것이 책에 쓰여 있다. 그것은 단지 이유를 붙인 것에 지나지 않는다고 생각하고 있다. 무언중이라도 그저 불가능을 가능케 하는 사실이 있으면 되는 것이다.

암이 낫고 간장병, 심장병이 좋아지는 사실을 보고 있으면 허리 통증이나 다리 통증 따위는 병에도 들지 않는다고 생각이 든다.

1987년 9월의 삿포로 강연장에서는 한 사람이 여섯 명의 병자를 치료할 수 있었다.

나로서는 결코 이상한 일이 아니다.

이 힘은 해외에서도 변함이 없다. 로스앤젤레스에서 남편 대리로 파워를 부탁하기에 즉시 미국으로 전화 상념(電話想念)을 했더니, 그 후 완전히 좋아졌다는 소식을 받았다. 본인이 직접 전화로 염력을 받지 않아도 같은 효과를 얻을 수 있는 것이다.

또 매일 컴퓨터에 쫓겨 일하고 있는 사람이 컴퓨터에 실(seal)을 붙였더니 정서에도 좋고 건강한 마음이 되살아났다고도 얘기했다.

내가 봐서는 전혀 이상하지 않는 파워다. 그것은 자신의 파워가 아니기 때문이다.

지금 나의 파워는 ESP를 통해 더욱더 강해지고 있다.

내가 이 파워를 부여 받은 지는 15년여. 단 한 번이라도 사람을 치료해 주고 있다고 생각한 적이 없었다. 그렇지만 전국 각지에서는 강연회 후 항상 끊임 없이 낭보가 밀려들고 있다.

왜 그럴까? 그것은 보여 주고 있기 때문이다. 보여 주고 있는 힘은 궤변도 아니며 의심할 여지도 없는 것이다.

일전에 사이타마[崎玉縣] 현에 거주하는 ESP 동호회 회원인 여성으로부터 의뢰가 왔다.

그녀는 암이라는 선고를 받고 입원하기로 되어 있었다. 그녀의 바람은 완치는 안 될망정 병이 완화되도록 파워를 보내 주었으면 하는 것이었다.

나는 전심전력으로 파워를 보냈다. 3일쯤 지나서 그 여성이 찾아와, "선생님, 암이 사라졌습니다."라고 말하는 것이었다.

또 다른 ESP 동호회 회원은 첫 출어 때 배에 실(seal)을 붙여 놓았더니 10kg의 도미를 잡았다고, 기쁘고 놀랐다며 체험담을 보냈다.

이 정도의 힘을 보여 줘도 나는 그것을 초염력이다, 8차원이다, 라고 큰소리친 적도 없고 그렇게 생각한 적도 없다.

나는 치료하고 있다는 감각을 느낀 적이 없기 때문이다.

나는 15년 이상이나 일관되게 그렇게 해 왔다. 그래서 파워가 더욱더 강해지고 커져서 의학으로는 치료되지 않는 사람도 낫고 의사 자신도 치료되고 있는 것이다.

그러고 보니 병원에서 의뢰도 많이 왔었다. 환자들의 입을 통해 이 파워는 더욱더 널리 알려지게 된 것이다.

이러한 실증(實證)은 인간인 이상, 동서남북을 막론하고 반드시 이해될 것은 분명한 사실이다.

웃기는 얘기는 아니지만 부처님께서 금분이 나왔다면 어떻게 될까?

말할 것도 없이 8차원의 힘은 이렇다 저렇다 설명할 필요가 없다. 그러나 잘난 체하거나 의식을 해서도 안 되는 것이다.

왜냐하면 이 힘에는 마음이 필요하기 때문이다.

당신은 타의 모범까지는 되지 않아도 좋으나 당연한 일을 하고 당신이 신으로부터 믿음을 받도록 하지 않으면 안 된다.

4. 능력을 비관해서는 안 된다. 자신의 능력에 맞는 창조력이 있다

인간의 마음은 인간을 만든 신(神)의 마음이다. 따라서 ESP에 나타나는 파워는 나의 파워가 아니다.

나는 사람들에게 신뢰받아 그저 전심전력껏 해왔을 뿐이다.

도쿄대학을 수석으로 졸업한 N씨는 3천 건에 가까운 특허권을 가지고 있는 사람이다.

이전에 그와 대담(對談)했을 때 나는 이런 질문을 한 적이 있었다.

"선생님의 발명은 굉장하군요. 선생님 회사에서 일하는 사람들은 모두 엘리트뿐이겠죠?"

그렇지만 의외의 대답이 돌아왔다.

"아닙니다. 엘리트는 발명 같은 것은 할 수 없습니다. 우리 회사 사원은 백 명이면 백 명 모두 고졸 사원이며 게다가 좋은 회사를 가지 못한 사람들뿐입니다."

나는 이 말을 듣고 놀랐다.

나는 특히 젊은 사람들에게 마음으로부터 호소하고 싶은 것이 있다. 능력을 비관해서는 안 된다는 것이다. 왜냐하면 자신의 능력에 맞는 창조력은 누구에게나 반드시 있기 때문이다. 다른 사람을 따라 하려고 하니까 남보다 뒤떨어진다고 생각해 버리는 것이다.

분명히 학력이 있는 것이 없는 것보다 낫지만 없어도 절대 걱정할 필요는 없는 것이다.

순간적 발상을 행동으로 옮기는 것이야말로 정말 중요하다. 누구나 걷고 있을 때 훌륭한 생각이 머리를 스쳐 지나갈 때가 있다. 그렇지만 때때로 그것을 잊어버리는 경우가 많은 것은 그것을 즉각 행동에 옮기지 않기 때문이다.

이[齒]가 아프면 내 사진을 보고 '이를 부탁드립니다.', 눈이 아프면 내 책에 '눈을 부탁드립니다.', 머리가 아프면 카탈로그에 '머리를 부탁드립니다.' 라고 당당히 말했더니 그것만으로도 좋아졌다는 체험담이 오고 있다.

많은 사람들에게 ESP 이야기를 하면서 사람들을 도와준 여성이 결국 자기 자신도 도움을 받게 되었다고 실증(實證)을 알리기 위해 오기도 한다.

천식으로 콜록거리던 세 살 난 남자아이가 책을 베개 곁에 놓고 잤더니 완전히 나았다는 사실도 있다.

이러한 이야기를 들으면 인간적 행동의 시대가 끝났다는 것을 알 수 있을 것이다.

5. 이 힘을 응용하고자 한다면, 당신은 이미 신(神)과 함께 있는 것이다

대우주의 힘 앞에서는 인간의 힘이 비소(卑小)함을 의식하지 않을 수 없다.

인간의 사고(思考)만으로는 뜻밖의 일들이 일어난다.

그러나 이제 그런 시대는 지났다. 이 초상 현상은 누구에게라도 주어지는 것이기 때문이다.

실(seal)을 응용해 붙이고 싶은 곳에 붙여 두면 목도 마르지 않고 목소리도 쉬지 않는다.

언젠가 술집 호스티스로부터 이런 편지가 왔

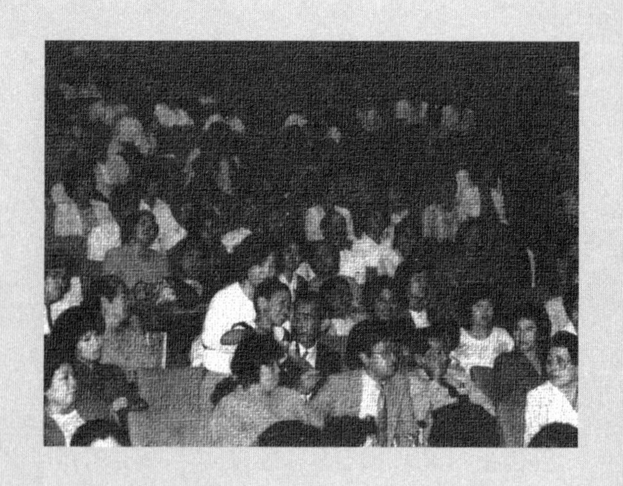

었다.

그녀는 말이 사투리 탓인지 손님들에게 너무 딱딱하게 들려 실(seal)을 목에 붙이고 손님 접대를 했더니 말이 부드러워져 그녀를 찾는 손님이 많아졌다고 하는 내용이었다.

이 같은 힘은 내가 상상하고 있던 이상으로 많은 사람들에게 공헌하고 있다.

나는 작년에 아킬레스건이 끊겨 고생하고 있는 프로야구 투수 A씨에게 마음을 담아 10분쯤 파워를 보냈었다. 그러자 그는 곧바로 걸을 수 있게 되었고 4, 5일 후에는 달릴 수도 있게 되었다고 인사차 온 적이 있다.

그리고 놀랍게도 올해 일찍이 완투승을 장식했다는 소식도 함께 전해 주었다. 그것을 듣고 나는 내가 완투를 한 것 같은 기쁨에 쌓였었다.

세상은 인간이 생각한 대로 되지 않는다.

담석 같은 간단한 수술도 목숨을 잃는 사람도 있는가 하면 완치되지 않는 난치병이 낫는 사람도 있다. 그리고 손님이 적은 찻집 주인이 아무것도 하지 않고 손님 오기만 기다리는가 하면, 파워를 받아 크게 번창한 가게도 있다.

솔직한 것은 좋은 것이다. 원점(原點)은 마음이기 때문이다.

그렇기 때문에 종양이 없어지기도 하고 사업이 번창하기도 하는 것이다.

이 힘은 우주, 지구, 생물을 만든 힘이다. 절대 낫는다는 인식을 가지는 것이 필요하고 누구나 이 파워를 받을 수 있다. 그리고 그 힘을 응용하려고 생각하면 당신은 이미 신과 함께 하는 것이다.

6. 이론보다 생생하게 보여 주는 사실이 중요

앞에서 서술했던 것처럼 해외 강연회에서도 감격의 장면이 많이 있다.

예를 들면, 로스앤젤레스의 강연회에서는 이 힘의 굉장함이 얼마나 널리 알려져 있는가를 알 수 있었다.

로스앤젤레스로 갈 때 비행기 안에서 나는 스튜

어디스로부터 말을 건네받았고 투어에 편승했던 버스의 흑인 운전사로부터도, "선생님에 대한 얘기는 알고 있습니다."라는 말을 들었다. 그리고 식사하러 들어간 가게 점원에게서도, 돌아오는 기내에서 스튜어디스로부터도 말을 건네받았다. 이렇게 이 힘은 이미 세계로 널리 알려진 것이다.

또 내가 로스엔젤레스에서 떠나기 전에 스무살 정도의 아름다운 아가씨가 피부가 까칠까칠하고 등뼈가 튀어나와 고민하고 있다고 하여 그래서 파워를 보냈더니 등도 피부도 매끈매끈해졌다고 기뻐하였다.

다음날 그녀가 공항에 나와 깨끗이 나았다고 감격한 것을 잊을 수 없다.

나는 그저 생각한 것뿐인데 결과가 나온다. 이 파워의 깊숙한 곳은 생각할 수 없을 정도로 이루어져 있다. 그래서 '어떻게 하면 좋지', '이렇게 하면 좋을까' 하고 생각할 필요가 없는 것이다. 또 '다른 사람은 좋아지는데 나는 왜 좋아지지 않는 것일까', '좋아진다는 말뿐이지만 왜 나는 그렇게 되지 않는 것일까' 이렇게 생각하며 낙담하거나 비관하는 것도 필요 없는 것이다.

왜냐하면 부르면 응답하는 것이 초염력이기 때문이다. 그 응답하는 속도에 개인의 차가 있는 것은 그것은 아직 그 사람은 시기(時期)가 아니기 때문이다. 즉 그만큼 나쁘지 않다고 하는 것이다.

중요한 것은 반드시 좋아진다고 믿는 것이다. 이 힘은 결코 당신을 내버려 두지 않는다. 수용 체제만 되었으면 된다.

3년 전쯤 나고야[名古屋]에 사는 분이 컴퓨터에서 숫자 5가 나오지 않는다고 하여 나는 원더 실(seal)을 붙이도록 권했더니 숫자가 나왔다고 소식을 전해 주었다.

힘들게 대학에 들어갔으나 들어갔다는 안도감으로 공부하지 않으면 진학한 의미가 없다. 그래서 나는 말하고 싶다. 이제부터는 이론이 아니라 사실이 필요한 것이라고.

무엇이 필요하고 무엇이 참된 행복을 가져다주는 것인지 그것을 이해하고 행동으로 옮길 때 당신에게도 참된 행복이 찾아올 것이다.

7. 인생을 딱딱하고 고지식하게 살지 말고, 진인사대천명(盡人事待天命)할 것

삿포로 강연회에서는 스물일곱 살 먹은 딸이 소생(蘇生)하였다고 했다. 놀랍게도 지금은 건강하게 생활하고 있다고 한다.

나의 72년간의 인생을 되돌아보면 여러 가지 사건이 있었다.

그동안 배운 것도 수없이 많았다. 그중에서도 내가 회사원 시절 때 얻은 인생 교훈은 지금도 내 자신에게 도움이 되고 있다.

인생 교훈 중의 하나로는 상대방 이야기에 동조해야 한다는 것이다. 즉 자신의 생각을 밀어붙여서는 안 된다는 말이다.

전쟁에서는 져서 이긴다는 것은 있을 수 없지만 우리들의 일상생활에서는 '지는 것이 이기는 것'이라는 정신이 통용될 수 있다. 중요한 것은 상대방의 마음이 되어 상대방 말에 귀를 기울이는 것이다.

자신을 강조하게 되면 그것은 상대에 대한 공격

이 되어 버린다. 세상을 딱딱하고 고지식하게 보려 하기 때문에 무리가 오는 것이다.

상대를 위해 하는 연기(演技)는 선의로 하는 연기라고 해도 좋을 것이다. 그렇게 하면 자신도 상대방도 밝게 될 것이다. 아무리 강한 것처럼 보여줘도 인간은 약한 것이다. 해야 할 일을 하지 않고 의심하기도 하고 두려움을 갖기도 하는 그런 마음이 인간을 한층 약하게 만든다.

최대한 상대방에게 맞추고 상대방을 위하는 생각을 한다면 나중에는 아주 정정당당하게 결과를 기다릴 수 있다. 그리고 그렇게 되면 자신감이 솟아날 것이다.

어느 어머니가 조직 폭력단에 들어간 아들을 위해 실(seal)을 가득 붙였더니 그 실(seal)을 한참 보고 있던 아들이 이제는 조직 폭력단에는 가지 않게 되었다는 이야기도 있다. 그 어머니는 실(seal)을 가득 붙임으로써 내가 자주 말한 진인사(盡人事)했다고 당당해졌을 것이다.

자신이 전력(全力)을 다했으면 이것저것 생각하지 말고 결과를 기다리는 것이 오히려 좋은 결과를 가져오는 것이 된다. 그것은 바꾸어 말하면 마음이 형태로 나타난 것이다. 인간의 마음만으로 타인이나 세상을 보고 있으니까 힘들어진다.

이제부터는 이미 마음[心]의 시대로 들어갔다. 어떠한 과학자라도, 의학자라도 결국 '마음'이라고 하는 것을 이길 수는 없다.

제 7 장

힘차게, 한없이, 넓게

제 7 장

1. 사는 것에 집착(執着)을
2. 신(神)의 마음은 살아 있다
3. 작은 생각에서 큰 생각으로
4. 어려운 일[難事]은 좋은 것
5. ESP 사회에서 인간 사회로의 제언(提言)
6. 고운 마음은 진심이다
7. 인생은 즐겁다

1. 사는 것에 집착(執着)을

나는 인간이 사는 것에 집착을 가지지 않으면 안 된다고 생각하고 있다. 그리고 동시에 살아간다는 것은 행복해야 한다는 권리도 함께 가지고 있어야 한다.

우리 아버지께서는 105세까지 사셨다. 85세 때, "이제 다 살았다."라고 하셨는데 내가 염력을 넣었더니, "반드시 살아야지."라고 하시며 다시 떨고 일어나 그 후 집념으로 살아가셨다.

ESP로 의해 훌륭한 결집을 보는 것만큼 살고 있는 행복을 음미하는 일은 없을 것이다.

와카야마[和歌山] 현 가츠우라[勝浦]의 강연회에서는 강연 도중인데 단상에 금분(金粉) 기둥이 만들어졌다고 장내가 떠들썩했던 적이 있다.

체험담으로는 양계장의 닭이 야위어 닭다리에 실(seal)을 붙여 놓았더니 아주 큰 알을 계속 낳았다는 발표가 있었다. 나도 그 큰 달걀 삶은 것을 대접받았다.

또 논 네 모퉁이에 있던 대나무에 실(seal)을 붙였더니 보통의 벼 이삭은 100개 정도의 열매가 열리는데 이곳은 200개 정도의 열매를 맺었다고 했다. 게다가 비료도 3분의 1로 충분했다는 것이었다.

사세보[佐世保]에서는 수년 전 8월말, 12호 태풍으로 커다란 피해를 입었는데 실(seal)을 붙이고 염력 테이프를 듣고 있는 집만은 태풍이 비켜 갔고, 방어 양식장에서도 수면은 상당히 거칠었는데 물고기 피해는 전혀 없었다고 했다.

권위 있는 T대학을 졸업한 의사 선생님은 불치병에 걸려 극도로 피곤해 지친 나머지 나에게 왔다. 그리고 그 후 염력 테이프를 듣고 나았다고 고마운 낭보를 보내 주었다.

미야자키[宮崎] 현의 종합병원 의사 선생님도 후쿠오카[福岡] 강연회에 오셔서, "선생님 여기에 참석해 정말 잘되었습니다." 하고 사례 인사를 하셨다.

나는 누구든지 좋아지면 된다. 필요한 것은 겁내지 말고 시도하는 것이다. 그러고 나서 치료해도 결코 늦지 않다.

삿포로 강연회에는 오비히로[帶廣]에서 버스로 편도 다섯 시간이나 걸리는데도 많은 사람이 왔다. 내가, "수고하셨습니다."라고 위로하자, "선생님, 올 때보다 강연을 듣고 돌아가는 길이 너무 즐거워요."라고 얘기해 주었다. 나는 너무나 즐거웠다.

2. 신(神)의 마음은 살아 있다

여러분이 매스컴을 통해 이미 알고 있는 그 탈세 사건의 불상사는 내게 쓴맛과 짠맛을 보게 해 주었다. 그렇지만 어느 매스컴에서도 나의 힘, 이 초염력의 파워에 관해 비판하고 있지 않은 것은 여러분이 잘 아실 것이다.

내가 열심히 노력한 것을 결코 돈으로 바꿀 수는 없다. 많은 사람들의 행복을 생각하면서 나는 뜨거운 눈물을 얼마나 흘렸던가. 어떠한 이유가 있다 해도 여러분에게 폐를 끼친 것에 대해서는 어떻게 사과해야 할지 모르겠다.

다행스럽게도 그 후 격려의 편지가 많이 오고 있다는 것이다. 왜냐하면 좋은 체험을 한 사람이 많기 때문이다.

나는 어릴 때부터 '믿는다, 믿지 않는다' 하는 것을 생각한 적이 없다. '안다, 모른다' 그 양자택일밖에 없었다. '믿는다, 믿지 않는다' 하는 것은 자신의 것만 생각하기 때문이다. 정말 힘이라는 것은 이해하는 것이 아니다. 마음으로 피부로 느끼는 것이며, 알 수 있는 것이다. 이것은 오랜 세월을 살아 왔고 체험해 왔기 때문에 말할 수 있는 것이다.

몇 번이고 말하고 있지만 이 파워는 광범위하게 세계 인류 68억에 응용할 수 있는 것이다. 그리고 돌이켜 보면 모두 생각대로 되고 있다. 체념해서는 안 된다.

교토[京都]에 사는 어느 여성으로부터의 상담이다. 그분은 일의 주문도 없고, 물건을 사 줄 만한 손님도 없어 돈을 빌리려고 해도 빌릴 데가 없었다. 그녀의 남편은, "내가 죽으면 보험금으로 너 혼자는 그럭저럭 먹고 살 수 있을 거야."라고 말할 정도라고 하여 전화를 했더니, "선생님, 감사합니다. 은행에서 돈을 빌려 주었습니다."라고 사례를 하는 것이었다. 그리고 한층 더 사업이 발전하도록 상념(想念)하자 계속해서 큰 주문이 들어와 지금은 큰 회사가 되었다는 것이다.

어느 강연장에서 그 얘기를 하자, "그것이 바로 저입니다." 하고 자기 이름을 대며 나와 주었다.

한 번 신이 믿어 주었다면 이제 걱정할 필요가 없다. 그러므로 포기해서는 안 된다. 중요한 것은 최후까지 계속하는 것이다. 왜냐하면 신의 마음은 살아 있기 때문이다.

그래서 ESP의 힘은 한 번으로 끝나는 것이 아니라 지속되는 것을 알 수 있다.

3. 작은 생각에서 큰 생각으로

나는 항상 생각하는데 인간은 생각하는 것이 더 크지 않으면 안 된다. 인간은 좁은 틀에서 뛰쳐나가 작은 생각에서 큰 생각을 할 때, 비로소 진정한 황금빛에 싸인 마음이 되는 것이다.

나는 그것을 실증(實證)하려고 책을 내고 세계를 돌아다닌다. 이런 인간이 도대체 어디 있을까?

자신의 것만 생각하고 한다면 그렇게 좋은 결과는 나오지 않는다. 그러나 타인의 일을 생각하고 타인의 일이 잘되기를 바라면, 사물을 바라보는 눈이 크게 전환될 것이다. 작은 일에만 사로잡히거나 눈앞의 일만을 생각하면, 인생이라는 긴 여로(旅路)를 가는 데 있어 거꾸로 커다란 손실을 입을 것이다.

나는 의사도 아닌데, 마치 의사가 얘기하는 듯한 말을 자주 한다고 생각할지 모르겠다.

그렇지만 나는 이 힘은 여러분들도 가능할 거라고 늘 생각한다.

세상은 꿈같은 시대가 되었다. 반도체에서 초전도체로 어떠한 시점이나 각도에서도 병을 구명(究明)하는 등, 이런 결과는 긴장감을 늦추지 않고 노력한 결과물인 것이다.

그렇지만 초전도체가 인간의 마음을 바꾸는 것이 아니다. 아무리 좋은 병원이라도 병이 완치된다고는 볼 수 없다.

구마모토 강연회 때의 일이다. 팔이 올라가지 않는 어린이에게, "팔을 고쳐 주십시오."라고 말하지 않고, "마음을 고쳐 주십시오." 하고 말했더니 팔이 올라갔다. 그래서 만장(滿場)의 박수를 받은 적이 있었다.

삿포로 강연회 때 어느 고등학생이 나에게, "꼭 읽어 주십시오."라고 말하면서 건네준 편지가 있다. 그것은 이 장(章)에서 서술하고 있는 우리 회사의 불상사에 대한 일이다.

2월 29일에 탈세 사건 뉴스를 보고 저에게는 몇 통의 전화가 왔습니다. 저는, "이시이 선생님을 믿으니까……"라는 말만 했습니다.

생각했던 것처럼 다음날 아침 학교에 갔더니 여러 얘기들이 들려왔습니다. 저는 선생님의 '나쁜 것은 좋은 것이다' 라는 말이 떠올라, "반드시 좋아진다."라고 말했습니다. (중략) 그러자 이상하게도 점심시간이 지날 무렵, 지금까지 믿지 않던 사람들이 ESP에 대해 질문하는 것입니다. (중략) 지금까지는 30% 정도밖에 믿지 않던 사람들이 지금은 반 정도가 믿어 주

고 있습니다. (후략)

그렇다. 그것을 계기로 내 힘도 변한 것이다.

4. 어려운 일[難事]은 좋은 것

3년 전부터 나는 강연회에서 항상 '나쁜 것은 좋은 것이라 생각하시오.' 라고 강조하여 사람들에게 다짐시키고 있다.

나쁜 일이 생겼다고 골똘히 생각하면 더욱더 수렁으로 빠져들게 되어 나중에는 어떻게 해야 좋을지를 알 수 없게 된다. 그리고 좋아지기는커녕 명안(名案. 훌륭한 안건이나 좋은 생각)도 떠오르지 않으며 신체의 혈액 순환도 나빠져 병에 쉽게 걸릴 수 있다. 물론 사업도 쇠퇴하는 것은 정한 이치이다. 왜냐하면 적극성의 용기가 없어지기 때문이다.

최근 강연회에서는 '나쁜 것은 좋은 것이다.' 라는 표현 대신에 '어려운 일은 좋은 것이다.' 라고 말하고 있다. 뜻은 같다. 나쁜 일이라고 하면 해석 여하에 따라 큰 차이가 있어 바꾼 것이다.

지난 9월 10일, 사가[佐賀] 현의 강연회는 2천여 명 넘게 만원이었고 여러분들께 엉겁결에, "'어려운 일은 좋은 것' 이라고 세 번 외친 후 눈을 감고 천천히 30을 헤아리시오."라고 했다. 그러자 강연장은 갑자기 밝고 이상한 흥분으로 술렁거렸다.

나는 어리둥절했다. 2천 명이 넘는 모두에게 '어려운 일은 좋은 것' 이라는 것의 최초의 대실험이었기 때문이다.

만일 강연장에서 3분의 1 정도의 사람에게만 이 기쁜 실감이 있었다면 나는 그 이후의 강연을 계속할 수 없었을 것이다.

사실의 실증(實證)이 불가능하다면 내 강연회는 끝이다.

그러나 나는 강연회에서 필사적인 각오는 조금도 흔들리지 않는다. 강연회가 즐거워 어쩔 수 없는 것은 매회 그러한 기쁨이 있기 때문이다.

'어려운 일은 좋은 것' 의 실증은 회를 거듭할수록 확대되어 '다리가 아픈 것은 좋은 것' 이라고 생각하면 다리의 통증이 사라질 뿐 아니라 그 외의 아픈 증상까지도 대부분 바로 사라진다.

이것은 병만이 아니다. '일이 없는 것은 좋은 것' 이라고 생각하면 불안감이 갑자기 사라지고 자신만만한 마음이 생긴다. 그래서 다음날부터는 일의 흐름도 활기차게 바뀐다. 이렇듯 ESP의 마음(행복)은 무한하다.

10월 15일 도쿄 강연회, 10월 22일 오사카 강연회에서는 강연장의 여성들이 기뻐할 미용과 미안(美顔)의 실험을 했다.

그것은 '비만은 좋은 것' 이라고 세 번 크게 외치고 30을 헤아리자 바로 피부가 느슨해져 부드러운 피부가 되었다. 얼굴도 부드럽고 아름답게 빛났다.

여성의 행복 조건은 남성보다 한 가지가 더 많다. 언제까지나 아름답게 있고 싶기 때문이다.

요컨대 원하는 것은 역(逆)으로 해야 한다. 역전(逆轉)의 발상은 곤란을 돌파할 수 있다.

현자(賢者)는 우자(愚者)의 잠꼬대라고 말하겠지만 사고 분별은 인간의 지혜다. 초염력(ESP)은 인간의 행복을 위해서라면 만사(萬事)의 불가능을 가능케 한다고 생각하면 된다.

'어려운 일은 좋은 것' 이것의 근거는 마음의 동

요가 있어서는 안 된다는 것이다. 마음의 동요가 있으면 신의 가르침이 없기 때문이다.

물론 괴로울 때는 어찌할 도리가 없다. 알고 있어도 마음을 가라앉힐 수는 없다. 그러나 이것을 좋은 일로 생각하면 다리가 아프고 허리가 아픈 것이 30을 다 세고 나면 바로 사라지는 것이 아닐까?

이렇게까지 신은 ESP로 행복을 추구하는 모든 사람의 손과 다리를 잡아 주며 가르쳐 주고 이끌어 주고 있다는 것을 알 수 있다.

신앙도 없는 나와 ESP의 여러분은 ESP 지도 테이프로 이대로의 모습과 마음으로 신만이 가능한 일을 할 수 있다. 생활도 물론 장밋빛이 된다. 이것은 ESP의 영역 밖에서는 체험할 수 없는 일이다.

인간 사회가 어떻게 변하든지 여러분은 ESP의 천상(天上)의 행복 메커니즘에 둘러싸여 있는 것이다.

'어려운 일은 좋은 것' 으로 바뀐다고 하는 것은 ESP 여러분에게는 어려운 일이 없다는 말이다.

그래서 안심할 수 있고 매일 좋고 즐거운 인생을 살 수 있는 것이다.

ESP 속에 최고의 인생이 있는 것이다.

5. ESP 사회에서 인간 사회로의 제언(提言)

인간의 이상 사회(理想社會)라는 것은 매일 즐거운 인생이 되는 것이다.

연두(年頭) 강연회에서 첫마디로, "교육계에서는 시험 없이 진학, 경제계에서는 약속어음의 폐지로 불안이 없는 금융계가 되는 개혁이 필요하다."라고 엉겁결에 말했더니 강연장을 가득 메운 여러분이 강연장이 떠나갈 듯이 큰 박수를 쳤다.

나는 그날 이 이야기를 하리라고는 꿈에도 생각해 본 적이 없었다.

진학 시험은 초등학교부터 중학교 때까지 9년간의 학력을 불과 몇 시간의 시험으로 평가해 학생들의 능력을 차별한다. 평소 좋은 성적이었는데 시험 당일 운이 나빠 몸 컨디션의 이변, 심경 위축의 동요로 불합격된 학생의 심정을 생각하면 나는 현 교육 제도에 분노를 느끼지 않을 수 없다.

공부, 공부로 지치고 지쳐서 아직 철도 들지 않은 중학생이 목숨을 끊은 예도 있다. 그 부모의 심정은 어떨까? 현 교육계는 그렇게까지 순간적인 시험으로 아이들의 기억력을 테스트하고 싶은 것일까. 기억력은 학력(學力)이 아니다.

학문에 의한 응용력, 또 학문으로 배양한 발상(창조)이 정말 그 사람의 능력이라고 생각하는 것은 나 혼자만이 아닐 것이다.

몇 년 전인가, 어느 신문에서 경제계는 유명한 국립대 출신보다 모 사립대 출신이 대활약을 하고 있다는 기사를 읽은 적이 있다.

학력(學歷)보다 학력(學力)이 세상을 지배하는 시대가 도래한다면 나는 기쁘다. 고등학교까지는 의무 교육으로 하고 싶다.

시대가 변함에 따라 인간의 두뇌도 따라서 발달하고 있다.

대학 문은 자유로이 개방시켜 무시험으로 들어가게 하고 졸업은 평소 성적을 중시하여 문을 좁게 한다면 유력한 인재가 육성된다고 생각한다. 즉 대학 교육 희망자는 자유롭게 들어가면 된다. 그러나 평상시 열심히 공부하지 않으면 졸업은 불가능하게 되는 것이다.

니노미야 손토쿠[二宮尊德. 787~1856, 일본의 독농가(篤農家)·농정가(農政家)로 농업 기술을 개량하는 데 공헌

하였으며 농촌 생활을 예찬한 저서를 여러 권 펴내 '일본의 농민 철학자' 라는 명성을 얻음] 정신으로 합격해 입학했으나 기쁜 것도 잠시 우울병에 걸려 폐인이 된 사람도 너무나 많다.

아들이 대학을 나와 훌륭한 사회인이 될 것을 기대한 부모의 심정은 어떨까? 그래서 이러한 내 지론을 말하고 싶다.

격동과 개혁이 몹시 심하기 때문에 언제까지나 학문만 하고 있어서는 사회는 상대해 주지 않는다. 빨리 사회인이 되어 젊음과 정열로 인생의 즐거움을 만끽하기 바란다. 21세기는 이런 시대이다.

그럼 경제계와 금융계로 눈을 돌려 보자.

중소기업은 대부분 약속어음 결제로 불안뿐이며 매월 자금을 융통하느라 사업과 장사하는 즐거움도 없이 일만 하고 고생만 늘어나는 생활이다.

일을 하면 생활이 행복해져야 하는데 약속어음을 발생한 것만으로 여유 있는 생활이 될 수 없는 것이다. 지불을 모두 현금으로 한다면 이런 고생은 하지 않는다. 현금 유통은 일의 보람이 있고 현금 지불이기 때문에 노력의 즐거움도 있다.

도산(倒産)이라는 비극의 원흉(元兇)은 어음이다.

어제의 일이 쓸모없어지는 것은 시대의 흐름, 변천(變遷)이다.

내가 이러한 대 경제 개혁을 제언해도 꿈으로 끝나지 않을 것 같은 기분이 든다.

미국에서는 어음의 유통이 없다. 대단한 곳은 로스앤젤레스의 관광 명소로 유명한 청과물 시장이다. 가 보신 분은 알고 있겠지만 입구에서 판매하는 버찌와 안쪽에서 판매하는 버찌는 상품은 같더라도 가격은 입구가 비싸고 안쪽은 싸다.

미국에서 장사하면 즐거울 것이라 생각이 든다. 또 납세 의식도 철저해 사람들의 얼굴에는 납세의 중압감도 없는 것 같다.

일본도 좋은 것은 본받았으면 좋겠다. '발상 즉 행동'은 호전되는 것이다. 나의 말이 무책임한 것일까, 혹은 진실을 얘기하고 있는 것일까.

좋은 일이라는 것을 알면서 자신이 하지 않으려는 사람들이 얼마나 많은가. 요즘 마음이 사무친다. 왜 그럴까? 그것은 앞일을 너무 생각하기 때문이다.

NHK 뉴스에서 주가의 폭락에 의한 혼란 때문에 재무장관이 그 원인에 대하여 질문을 받았을 때 '불투명한 시장 심리' 라고 근사한 말을 사용한 적이 있었다.

그는 그것을 '막연히 알고 있었던 것 같으면서 모른다고 하는 현자(賢者)는 훌륭하다?!' 라고 생각했을지 모르겠다. 이것도 앞일은 모른다고 말하는 것이 현실감 있는 것이다. 무슨 일이라도 내일의 일은 어떻게 될지, 또 어떤 일이 일어날지 모르는 일이다.

큰 예(例)로 세계를 위압(威壓)한 공산주의가 겨우 반년도 되지 않아 저렇게 변모하리라고 누가 예상했을까? 또 인간의 생명이라도 '내일 벚꽃 놀이 하려고 했는데 야밤에 폭풍우가 불지 모른다.' 는 것이다.

이 글은 내가 초등학교 4학년 무렵, 학교 가던 도중에 있는 절 문 앞의 작은 흑판에 쓰여 있던 것으로 지금까지 잊지 않고 있다.

그래서 생활을 밝게 하고 떠오르는 생각을 차례차례로 행동한다면 반드시 생각대로 되는 것이다.

좋은 일이라고 알고 있어도 어떻게 할까 하고 망설이는 것은 스스로 앞날의 일에 대한 것을 생각하기 때문이며 애당초 잘못되어 있는 것은 아니다.

좋은 일이라고 생각하면 이제부터 당신의 인생은 행복에 대한 답이 나온 것이다.

인간의 지식과 교양이 딱딱하게 굳어 있는 사람은 거짓말 같은 이야기이며, 그런 달콤한 세상이 어디 있냐고 하며 일소(一笑)에 부치고 말 것이다. 그러나 그렇게 조심하지 않으면 생활할 수 없다고 생각하는 것이 세상의 견해라면 쓸쓸한 일이다.

동유럽의 하룻밤의 개혁이 여러 나라가 의논해서 이루게 한 것일까? 아니다. 인간의 마음과 생명의 본능이 밤낮을 불문하고 수십만, 수백만 명에 가까운 일반 대중의 폭발이 마음의 자유 생활의 자유를 이룩한 것이다.

그것은 선(善)의 에너지나 신의 실재(實在)의 대표현으로밖에는 해석할 수 없는 것이다.

21세기는 이미 시작되었다. 이제까지 성공한 사람과 유명한 사람은 모두 죽을 때까지 공부와 수양한 사람이라고 일컬어지고 있지만, 지금의 하이테크 시대에서는 그것이 통용되지 않는다. 나는 지금부터의 시대는 면학과 수양은 30세까지 하고, 그 이후 사회인이 되어서는 발상대로 용기 있는 행동을 해야만 인간으로서 삶의 보람을 느끼고 인생의 즐거움도 만끽할 수 있다고 본다. 무엇이든 30세가 넘어서까지 면학에 힘쓰지 않아도 생활하면서 행동 속에 이제까지의 교육과 교양이 포함되어 있기 때문에 걱정하지 않아도 된다.

사실, ESP 사회에서는 상식으로는 불가능한 일이, 행복을 위한 것이라면 ESP 동호회 회원 여러분들 중에는 계속해서 경사스럽고 좋은 일이 일어나고 있지 않은가.

본래 인간인 이상 누구라도 행복해질 수 있는 구조가 있기 때문에 당연한 것이다.

나는 처세의 교양 면에서는 많이 부족하지만, 지금 생각한 것은 모두가 신의 가르침이라고 잘라 말한다. 그리고 사실을 보여 수천 명이 참석한 강연장에서 모두에게 이 ESP 사회의 저력을 보여준다. 어느 누구라도 또 인간의 최첨단 의학에서도 상상할 수 없는 일이다.

누구나 바로 ESP 신의 마음을 받아 즉석에서 행할 수 있다고 하는 것은 세계 어디에도 없고, 유사이래 그 일이 지금 여기에 존재하고 있는 것이다.

나는 ESP에 오시는 분들의 즐거움에 힘을 얻고 이 이상 인간의 참 기쁨이 없도록 혼신을 다해 이 세상에서 선량한 사람들이 반드시 행복하게 되는 ESP의 초석을 쌓을 때까지 나는 분골쇄신할 작정이다.

6. 고운 마음은 진심이다

내가 어릴 때 사람을 접할 때에는 성심성의가 아니면 안 된다는 가르침을 받은 것이 생각난다.

그러나 지금은 가르침이 그리운 미덕의 기억처럼 되었다. 현실에서는 지극히 어렵다. 왜 그럴까?

시대의 흐름이 유아독존(唯俄獨尊) 교육으로 인심(人心)의 아름다움이 멀리 밀려나고 있는 것 같아 마음이 쓸쓸하고, 마음이 좁아져 살아가는 데 어려움을 느낀다.

그러나 자유롭고 고운 마음의 파문(波紋)은 밝고 한없이 아름다운 것이다. 그곳에서 나오는 즐거움은 진정 인생의 파라다이스이다. 고운 마음 앞에서는 아무런 조심도 염려도 필요 없고 누구라도 바로 좋은 벗이 될 수 있다.

고운 마음과 배려하는 마음은 자신을 꾸며서는 그런 마음이 될 수 없다. 자신을 버려야만 착한 마음이 되어 사람의 마음을 동화시킬 수 있기 때문이며, 거기에 인생에서 느낄 수 있는 기쁨의 극치가 훈훈하게 살아나 매일의 생활이 즐거워진다.

ESP 사회의 진심은 바로 이런 것이다.

착한 마음은 진심이 없으면 행동으로 나타날 수 없으며 착한 척 이야기해도 듣는 사람의 얼굴에 즐거움이 없는 것은 당연하다.

진실한 마음이 없는 착한 마음은 상대에게 신뢰를 받는 기쁨을 느낄 수 없다. 그래서 나는, "고운 마음은 진심입니다."라고 말하는 것이다.

최근 나는 사인을 요구하는 사람들에게 '고운 마음은 진심입니다.' 라고 쓰고 있다. 사인을 건넬 때 사람들의 얼굴은 기쁨에 가득 차 있어 감격하기도 한다.

인생 행복의 소신에 대한 이것저것 말할 필요는 없다. 착한 마음은 진심 그 자체이기 때문이다. 생각한 것만으로도 세상이 즐거워지고 마음속 깊이 정열을 느껴 매일매일의 생활에 원기와 용기가 솟아난다.

ESP 사회는 진심에 싸여 있으며, 고운 마음씨의 큰 꽃이 활짝 피어 있는 것과 같다. 그래서 생각대로 되고 고생도 고뇌도 없게 되는 것이다.

인간으로서 다른 사람들에게 배려하는 마음은 일편단심 진심이며 진심 속에서 착한 마음이 저절로 나와 기쁨을 자아낸다.

인간 사회는 사람의 겉과 속이 드러나고(이것을 위선이라고 한다) 생존 경쟁이 심해 오늘의 즐거움이 내일의 비애(悲哀)가 된다. 한 순간의 방심도 할 수 없는 불안뿐이다. 이것을 극단적인 염세(厭世)의 통찰관(洞察觀)이라고 할 수 있겠다.

누구나 이 덧없는 세상을 알고 있지만 불투명한 현실 사회에서는 어떻게 할 방법이 없는 것이다.

ESP 사회에서는 '어떻게 할 방법이 없다.' 고 망설이는 것은 금단(禁斷)이라고 가르치며 항상 강연장에서 강조시키고 있는 것이다.

진심은 선천적으로 부여 받은 사람의 마음이며 교양은 지적 품격이며 외면 작위(外面作爲)이다. 누구나 똑같지는 않지만 진심은 선천적으로 인간에게 부여된 본능이다. 그러나 사람은 전부 마음 속 깊은 곳의 본바탕은 똑 같은 것이다.

실증(實證)은 간단하다. 예를 들어 강연장에서 말도 못하고 목도 가누지 못하며 그리고 걷지도 못하는 어린애가 몇 분도 지나지 않아 말을 하고 갑자기 다리에 힘이 생겨 걷기 시작했다. 옆에서 이 광경을 목격한 사람들은 눈물을 흘렸다. 타인의 행복을 보고 눈물을 흘리는 이 아름다운 장면은 연기로써는 불가능한 것이다.

이것이야말로 선천적인 인간의 마음이다. 다시 말해서 진심이 아니고 무엇이겠는가.

고운 마음도 의식적인 행동에서의 진심이 아니라 자연스럽게 즐거워지는 것이 진심이다. 이 고운 마음씨는 책임을 자각하고 있기 때문에 밝다.

그래서 ESP 사회는 밝고 행복한 것이다.

7. 인생(人生)은 즐겁다

인생은 너무나 긴 것 같으면서도 짧다. 이렇게 생각하다 보면 감상적이 되어 인간 사회의 무정함에 인생살이가 어둡게 된다.

ESP의 천상(天上) 사회는 이러한 허무하고 절망적인 암중모색(暗中摸索)의 날들이 아니다.

발상은 순수하다. 생각한 대로 행동으로 옮기면 생각대로 된다. 사업에서, 장사에서 현저하게 그것이 사실임이 나타나고 있다. ESP의 진실을 마음의 유일한 지주로 삼고 감사함을 잊지 않는, 마음이 착한 사람들에게는 인간 사회의 가혹한 투쟁은 없다.

인간 누구라도 자기 본위가 되기 쉬우나 그러한 사람이라도 ESP를 알면 상대방의 완고한 마음이 당신을 향하고 당신이 원하는 대로 변하게 된다.

이 사실은 지난 10월 30일 오후 두 시가 지났을 무렵의 전화가 나에게 가르쳐 준 것이다.

내용은 지금 은행에 어음 결제로 지불 마감 시간이 얼마 안 남았는데 3백만 엔이 부족했다. 그 사람은 이제 ESP에 의지할 수밖에 없다고 생각해 절박한 목소리로 ESP에 부탁의 전화를 해 왔다. 나는 힘 있게, "되게끔 된다. 어려운 일은 좋은 일이라고 생각하면 된다."라고 격려했다.

그랬더니 지인(知人)이 3백만 엔을 가지고 와서 해결되었다.

이런 사례는 ESP에서는 드물지 않게 볼 수 있다. 매달 ESP 기관지인 〈眞心(참마음) 신문〉을 보면 잘 알 수 있다. 왜 그럴까? ESP는 진심을 바탕으로 한 인간 사회이기 때문에 항상 당신의 선하고 순수한 행동에 응하는 행복의 구조로부터 보호받고 있기 때문이다. 그래서 어떤 곤란한 상황도 갑자기 좋은 환경으로 급변할 수 있는 것이다. 어느 강연회에서는 현대 의학에 희망을 잃어버린 사람들 열 명을 다른 열 명이 의학의 상식적인 기법도 없이 상념(想念)만으로 낫게 하기도 했다. 강연장에 참석한 모든 사람들은 그저 놀라는 것으로 그치겠지만 ESP의 초상(超常) 사회는 진심의 장소이므로 그곳에 모이는 사람들은 이 우연한 기적을 기적이 아니라 매일매일 당연하게 생각한다.

내가 늘 말하는 것처럼 난치병자에게 나타나는

기적은 ESP야말로 신의 존재를 나타내는 수단이고, ESP의 원 사명(使命)은 첨단 과학과 이론 교육에 밀려 사라져 가는 사람의 마음을 구원하는 것이고, 광 과학(光科學)에서도 불가능한 것을 겨우 10초 만의 전화로 괴로운 병상(病狀)을 호전시키는 것이다. 전화하는 사람이 환자 본인이건, 대신하는 사람이건, 또 지구상 어디에서도, 하늘을 나는 항공기 안에서도, 태평양 어느 해상의 배 안에서도, 환자의 요청이 있으면 수십 초의 전화 시료(施療)로 즉시 병상을 호전 시킨다.

과학의 결정체인 광섬유에서도 이 전화 시료를 할 수 있을까? 어떠한 물리를 구사해도 이러한 일은 할 수 없을 것이다.

왜 그럴까? 이것은 인간의 지혜로 이루어지는 것이 아니라 인간의 진심으로 이루어지는 것이기 때문에 과학에서의 불가능을 가능하게 할 수 있는 것이다.

요즘 일본의 대기업은 미증유(未曾有)의 호경기로 들떠 있지만, 어느 통계에서 보면 일본의 법인 기업은 2백만여 개라고 하지만, 이 호경기의 은혜를 받고 있는 회사는 그중의 1할인 20만 기업도 안 된다고 생각하는 것은 나만이 아닐 것이다. 나머지 180만 기업들의 대부분은 매월 자금 융통 때문에 마음의 여유도 없고 밤낮으로 열심히 일 해도 일의 즐거움을 느끼지 못하고 생활도 밝아지지 않는다.

그러나 ESP 동호회 회원 여러분들에게는 분명하게 말할 수 있다. 'ESP는 그런 세상이 아닙니다.' 라고. 왜냐하면 당신은 ESP를 전적으로 따르는 회원이기 때문에 마음으로부터 나오는 생각을 차례차례 행동으로 옮기면 되는 것이다.

제 8 장

21세기는 '발상 즉 행동(發想卽行動)'의 시대가 된다

제 8 장

1. 베를린 장벽의 붕괴로 시작된 동유럽 여러 나라의 무서운 봉기(蜂起)를 무엇이라고 보는가
2. 마음의 행동은 최첨단 과학을 초월한다
3. 마음의 행동에는 계획도 목적도 없다
4. 마음의 행동에 저항(抵抗)은 없다. 그래서 성공한다
5. 행복해지는 사람, 행복해지지 않는 사람

1. 베를린 장벽의 붕괴로 시작된 동유럽 여러 나라의 무서운 봉기(蜂起)를 무엇이라고 보는가

철의 장벽이었던 저 베를린 장벽 붕괴를 각지의 많은 사람들이 환희한다. 두드려 부수는 그 장면을 자동 소총을 어깨에 멘 병사가 멍하니 바라보고 있는 장면이 생각난다.

눈 깜짝할 사이에 공산주의의 총본산인 소련마저 순식간에, 그 지독한 이데올로기를 간단히 포기했다.

나는 전부터 세계의 평화는 공산 국가들의 변모 없이는 이루어지지 않는다고 생각해 그들의 변심을 바라고 있었지만, 이러한 형태로 쉽게 혁명이 일어나리라고는 꿈에도 생각지 못한 일이다.

혁명, 더욱이 대혁명에 항상 그렇듯이 유혈 참사가 전혀 없었다. 바로 '발상 즉 행동' 이었던 것이다.

여러 현자(賢者)들의 평가가 있겠지만, 중요한

것은 '발상 즉 행동'의 시대를 조금 엿보였다고 나는 혼자 기뻐했다.

이런 강대한 지배력의 원점에서는 인간 예지(叡智)의 총력을 결집해도 아무 소용이 없으며 또 인간의 예지가 하나로 뭉쳐지는 것도 어려운 일이다. 어느 회의를 보아도 알 수 있겠지만 국제회의는 더욱 그렇다. 어느 회의나 최종적으로 일단은 결정을 하고 있지만, 실행 단계에서는 결정문도 잿빛으로 흐려져 적극성이 결핍되어 있다.

물론, 인간 대 인간의 자기주장이기 때문에 조화에는 한쪽의 용기가 필요하다. 국제회의에서 그런 용기 있는 나라가 있을까?

과학이 진보하는 것은 좋지만 반도체 위력에 도취되어 넋을 잃고 있기 때문에 인간의 가장 중요한 마음에 정서 장애가 일어나고 있다.

과학자도 이것을 알고 있을 것이다. 과학 현상이기 때문에 이대로 나가다가는 인류 멸망은 반드시 다가온다. 그래서 지구에만 있는, 인간 사회에 잠재하고 있던 삼라만상과 인간 창조의 우주의 마음, 즉 ESP가 부득이하게 인간 사회 속에 등장한 것이다.

신앙의 신들은 수없이 많지만, 어느 것이나 상념의 아름다움일 뿐이다. 옛날에는 사람의 마음이 전부로 세상을 구성한 의리와 인정으로도 즐거움이 있었다.

신들도 축제에서는 신앙의 고마움을 발휘하며 가마를 메는 젊은 사람의 씩씩한 모습이 평화 그 자체였다. 그래서 배려심이 있는 시대는 생활에 어려움은 없었다.

21세기는 돈과 물질이 만연하고 과학이 인간의 마음을 배제하고 멋대로 설쳐대는데, 그래서는 행복은 없는 것이다. 욕심과 욕심과의 대립에서는 도산(倒産)의 비극도 늘어날 것이다. 인지(人智)의 한계를 하이테크 과학이 가르쳐 주고 있는 것이다.

브레이크가 듣지 않는 과학의 진보는 '인간이 무엇 때문에 살아가고 있는 것일까' 라는 마음에 사로잡혀 약한 사람은 위압감에 휩싸인다.

젊은 사람에 우울병이 많다는 것에서도 알 수 있다. 이대로는 세상이 잘못되므로 과학 이상의 위대한 것이 나타나지 않으면 안 된다.

나는 강연회에서 우주의 마음, 지구상에서 완전히 통솔된 지배력을 누구라도 알 수 있게끔 그것을 행복의 메커니즘이라고 말하고 있다.

ESP의 현실이 바로 이것이다. 신밖에 할 수 없는 일이 생활에서 일어나고 있다.

신은 인간을 차별하지 않는다. 인간은 누구라도 행복하게 될 수 있는 권리가 있다. 이것은 우주 구조의 권리이기 때문에 인간적 연구 노력은 필요하지 않다.

'발상 즉 행동' 은 ESP의 기본이며, 당신은 신밖에 할 수 없는 일을 할 수 있다.

따라서 ESP로 행복해질 수 있는 것은 당연한 것이다.

2. 마음의 행동은 최첨단 과학을 초월한다

물론, 과학으로 가능한 것은 초능력이 필요하지 않겠지만 과학으로 불가능한 것을 가능하게 하는 것이 초능력이다.

초능력의 대표적인 스푼 구부리기. 유리 겔라는

많은 관중들 앞에서 한 손에 올려놓은 스푼을 구부린다. 힘을 가하지 않고 그대로. 이것을 본 사람들은 당연히 놀랄 것이다.

ESP의 초염력은 생활의 조건 행복의 필수 조건을 첨단 과학으로도 안 되는 부분을 가능하게 하고 현대 의학으로 고칠 수 없는 병의 증상을 바로 호전시킨다.

나의 강연회는 말뿐만이 아니다. ESP의 초염력은 설명을 해도 이해, 납득되는 것이 아니다. 사실을 보여 주는 것이다. 그 사실을 누구에게나 체험시키는 것이다.

어디에 가도 치료되지 않는 요통 환자를 앉은 그대로의 상태에서 1분간의 상념으로 치료해 버린다. 척추 측만증이라도, 구부러진 등뼈가 불과 1분 만에 똑바로 펴지고 만다. 사람에 따라서는 강연회에서 내 얼굴을 본 것만으로도 폐암이 없어졌다고 한다.

이런 일은 현실적으로 세상에 있을 수가 없다. 그러나 사실이다.

한국, 미국, 홍콩, 싱가포르, 인도네시아 등 해외에서 병 치료를 의뢰하는 전화가 자주 걸려 온다.

초능력에 시간, 공간, 거리는 필요치 않다. ESP의 초염력이라고 하면 인간 몸을 뚫고 나가 지구를 돌고 우주의 마음까지 관통하는 것이다. 이렇게 되면 ESP는 인간 과학을 초월했다고 해도 과언이 아닐 것이다.

최근 TV에서 미국의 한 관료가, "일본이 쌀을 사고 안 사고는 문제가 아니고, 양이 문제다."라고 한 말이 보도되었다.

미국의 쌀이 수입 직전에 있다. 농업 문제 담당자나 농가에서는 위기에 처하게 됐다. 그러나 ESP를 활용하면 그런 걱정은 필요 없다.

3. 마음의 행동에는 계획도 목적도 없다

이렇게 말하면 무위무책(無爲無策)의 행동을 권유한다고 하겠지만, 그런 뜻은 아니다.

인간의 운명은 이미 생명 탄생 때부터 정해져 있는 것이다. 근거는 영유아의 표정을 잘 보면 알 수 있다. 커다란 차이는 없는 것 같으나 웃을 때, 울 때, 또 사람이 얘기를 걸 때, 아이의 얼굴에서 감정을 볼 수 있다. 두 살, 세 살이 되면 큰 그릇이 될지, 작은 그릇이 될지 어렴풋이 나타나게 된다. 이것은 신으로부터 부여 받은 마음의 거동이라고 생각한다.

마음의 거동은 어릴 때부터 일생의 목적이 정해져 있기 때문에 유아기, 소년기 때 아이의 마음을 잘 관찰하고, 아이의 마음을 주체로 온존(溫存. 소중하게 보존함)해서 측면 지도(側面指導)하면 아이는 정해진 목적을 향해 똑바로 나아간다. 사람 마음의 자유는 유소년기부터 부여되어 있는 것이다.

이 아이의 자유로운 행동, 이것이야말로 신이 가르치는 '발상 즉 행동'이기 때문에 부모나, 특히 어머니가 아이의 마음을 소중하게 키우면 자라서 믿음직하고 좋은 청년이 될 것이다.

극성 어머니를 보면 탐탁지 않은 생각이 든다. 특히 아이들을 유명 학교로만 진학시키고 영재 교육에만 광분하는 어머니들을 보면 가련한 생각까지 든다.

비록 영재 교육을 받고 사회에 나와 타인의 모

범이 되고, 타인으로부터 신뢰 받는 인물이 열 명 중 몇 명이나 될까?

영재 교육도 좋지만 아이의 마음을 무시하고 학력만으로 세뇌해서는 인간미가 풍부한 소년이 될 수 없다. 그런 청소년은 자신의 지식, 재능에 빠져 자기중심적이 되어 타인으로부터의 신뢰심이 희박할 것이라고 생각하는 사람은 나만이 아닐 것이다.

사람의 마음을 무시한 지식 중심의 교육은 참된 교육이 아니다.

1990년 5월 16일, 마쓰모토[松本] 강연회서였다. ESP 기관지 〈眞心(참마음) 신문〉의 신년호에 기사가 실린 소년이 그 강연장에 와 있었다. 사이토[齋藤] 지도원으로부터 소개 받아 그 소년이라는 것을 알았다. 놀랄 만큼 훌륭한 소년이었다. 그 얼굴은 빛나고 있었고 큰 그릇이라는 것을 알게 했다.

그때의 편지를 소개한다.

(전략) 처음으로 편지를 올립니다. 저는 고등학교 2학년입니다. 저는 ESP를 만나기 전에는 선생님께 반항하고, 수업을 빼먹고, 지각하

는 것은 당연하게 생각했으며 집에 돌아가면 매일 어머니에게 난폭한 말을 하면서 생활했습니다. 그런 삐뚤어진 생활이 계속되자 저는 스스로의 마음을 자제할 수 없게 되어 이제까지 계속 들어 왔던 '사람은 폭력을 써서는 안 된다.' 는 말을 어겼습니다.

수학여행을 눈앞에 둔 8월 30일과 9월 1일, 두 차례 남에게 폭력을 휘둘렀습니다. 그래서 저는 선생님으로부터, "너를 학교에 다니게 할 수 없다."라는 말을 들었고, 학교를 그만두고 일하러 나갈 수도 없어 고민하고 있을 때 어머니의 부탁으로 나가노[長野] 지도소의 사이토 지도원이 와 주셨습니다.

그래서 저는 처음으로 이시이 선생님의 초염력을 알았습니다. 그리고 실(seal)과 염력 테이프를 구입했고, 책을 받았습니다. 그때는 아직 반신반의하며 이 세상에는 사람의 마음을 깨끗하게 하는 파워가 없다고 생각했습니다. 그래도 들은 대로 실(seal)을 몸에 붙이고 테이프도 들었습니다. 그리고 행복해질 수 있도록 염원했습니다.

며칠이 지나자 에스파 실(seal)에 검은 점이 많이 나왔습니다. 사이토 지도원께 물어보니, 몸속의 나쁜 것이 파워로 인해 나온다는 것이었습니다. 저는 그 실(seal)을 떼어 화분 속에 놓아두고 며칠을 지냈더니 아무것도 없었던 화분 속에서 금분이 나왔습니다.

저는 그때 처음으로 파워의 무서운 힘을 깨달아 이제까지 학교를 그만두려고 했던 마음이 바뀌었습니다. 그래서 파워를 믿고 소원을 빌었습니다.

며칠 후, 선생님으로부터 전화가 걸려 와, "이번 한 번은 용서해 준다."라는 연락이 와서 저는 참으로 기뻤습니다. 조금 지나고 나서 저는 선생님께, "1주일 후의 수학여행에 가게 해주십시오." 하고 전화했습니다. 그러자 선생님은, "갈 수 없을 거야."라고 말씀하셨습니다. 실망했지만 그래도 희망을 가졌습니다. 그러자 여행 이틀 전에 선생님으로부터 급히 전화가 걸려 왔습니다. "다른 선생님도 너를 여행에 데려가는 일에 찬성해 주었어!" 하는 말씀이었습니다. 저는 눈물이 날 정도로 기뻤습니다.

이때 파워는 사람의 마음을 바꿀 수 있다는 것을 알게 되었고 좋은 추억을 만들 수 있었습니다. 그 후에 저는 어머니에게 난폭한 말을 하지 않게 되었고, 학교생활에서는 성적이 올라가고 선생님께 반항하는 일도 없어지고 지각도 하지 않게 되고 수업을 착실히 받아 지금은 학급의 반장을 맡게 되어 열심히 공부하고 있습니다. 지금은 언제나 이시이 선생님과 함께하기 때문에 불안한 마음이 없어 매일 충실하게 보내고 있습니다.

제가 이시이 선생님께 보낼 감사의 편지를 어머니에게 보였더니 읽고 나서 어머니의 눈에 금세 반짝이는 눈물이……. 어머니는 목멘 소리로, "유타카야, 고마워."라고 말하고는 눈물을 참지 못하고 부엌으로 가셨습니다.

이렇게 사람이 변하게 된 것도 이시이 선생님의 파워 덕분입니다.

이시이 선생님 이제 추위도 심해집니다. 건강 조심하세요. 그리고 앞으로도 우리들에게 파워를 보내 주십시오.

어머니의 눈에서 눈물을 본 그 소년은 후에 자신의 몸에 새겨져 있던 문신을 스스로 의사에게 가서 없앴다고 지도원이 나에게 가르쳐 주었다. 소년이 거기까지 결심하게 한 힘은 무엇일까?

마쓰모토 강연회를 도와준 그 소년은 훌륭하게 성장하여 나에게 인사를 하러 왔었다.

나는 기뻤다. 눈물이 흐를 것 같았다. 그 소년은 이렇게 변화된 모습을 보여 준 것이다.

만인에게 부여되는 행복의 메커니즘은 밝다. 그것은 타인의 기쁨을 자신의 기쁨으로 여기는 사람의 마음만이 가지는 특권이기 때문이다.

이렇게 처세훈(處世訓)을 말할 수 있는 것은 나름대로 반생(半生)을 살았기 때문이다. 이것을 자의식 과잉이며, 틀린 것이라고 말하는 사람도 있을 것이라는 생각이 든다.

나는 그것을 겸허하게 받아들이지만, 지금 내 인생이 어떻게 해서 이렇게 되었는지 자주 듣는 질문이기 때문에 거기에 답해 두고 싶다. 나는 사람들에게 큰 기쁨을 주고 의지가 되어 주고 있기 때문이다.

나의 유소년기 시절부터 청년 시절까지를 여러

분에게 말씀드릴 의무도 있다.

『최후의 초염력』 제1탄, 제2탄을 썼기 때문에 많이 얘기하진 않겠지만, 되돌아보면 자신에게 동화되어 청년 시절은 일이 나의 유일한 벗이었고 남들처럼 친구도 없었다. 그러한 환경 때문인지 일에 대한 노력은 고통스럽지 않았다. 내 스스로가 일이 좋아서 즐겼다. 나는 학력이 낮아 상급 학교에 갈 수 없었지만 남에게 지는 생활을 하고 싶지 않은 강한 근성이 있었고, 그 때문인지 지금 해야 할 일을 하고 있으면 이 세상은 생각대로 되어간다. '될 대로밖에 되지 않지만 될 대로 된다.' 라는 신념이 강한 나이기 때문에 장래 목적이나 계획도 없이 생각대로 행동을 해 왔다.

그래서 생각한 대로 행동했다. 여러 가지 생각을 하고, 어떻게 할까 망설인 적은 없었다. 그때부터 나는 '발상 즉 행동' 의 길을 걷고 있던 것이다. 인간 누구나 일생 중에 곤란과 장해를 겪는 것은 당연하다. 실패도 있다. 그때마다 의기소침해 있다면 어떻게 되었을까? 인간의 수명은 길고도 짧은 것이다. 짧아도 일이 즐거우면 길어질 수도 있는 것이다. 넓은 마음으로 일을 하면 즐거워진다.

나에게도 크고 작은 어려움이 있었다. 나는 큰 어려움에 직면해도 동요되기 보다는 그 순간 마음이 공허해지고 다음에는 넓은 마음으로 바뀐다. '될 대로밖에 되지 않는다.'는 생각을 하면 체념하기 보다 맹렬한 용기가 솟아오른다. '어려운 일은 좋은 것'이라는 생각이 어렸을 때부터 내 마음 깊숙한 곳에 숨어 있었는지도 모른다. 평상시 자신(自身)을 잊고 일에 몰두해 있으면 후회는 없다. 체념도 후회도 없는 생활은 밝고 망설임도 없어, 여기에서 '발상 즉 행동'의 강한 신념이 양상 되고 있었다고 생각한다.

인간 개인의 교양은 확고한 목적을 가지도, 또 용의주도한 계획을 가지고 행동하지 않으면 일도 생활도 경박해지고 고생도 많이 하게 된다.

그래서 집 주위를 담으로 에워싸고 '밖에 나가면 일곱 명의 적이 있다.'고 하는 일본인만의 작은 섬나라 근성을 주입시키게 된 것이다.

세계 각국의 도움으로 일본은 경제 대국이 되었다. 유럽 각국은 굳게 손을 잡고 친척 이상으로 사이좋은 나라가 되었다.

대기업은 세계 속의 일본 기업이라고 하는 것을

잊고 외면(外面)으로만 세계 기업인 양 포장하여 외국에 공장의 분산(分散)을 계획해 실행 궤도에 오르기 시작했다. 대기업은 고객을 무시하고 이기적인 계획을 실행했기 때문에, 미국으로부터 경제구조 협의를 들고 나오게 한 것이다.

너무 편리해서 오히려 무엇이든 불편하게 되었다. 하이테크 기업은 생산 과잉을 야기해 사람들의 일자리를 빼앗았다. 이 현상들은 내가 21세기를 전망한 소견이지만, 틀림이 없을 것이다.

ESP 지도자가 세계를 평가하는 것처럼 보이지만 인간의 행복을 목적으로 하는 ESP이기 때문에 말할 필요가 없는 것이다. 나는 위에서 말한 것이 시시한 내용이라고 생각지 않는다.

인간 사회의 경제 이론은 유물 중심이기 때문에 형태만의 조화가 가능할지 모르나 안정되는 일은 없을 것이다.

이리저리 궁리할 필요도 없다. 하늘은 안다. ESP는 안다. 21세기는 마음의 시대다. 착한 사람이 손해를 보지 않는 'ESP'는 신의 지휘권이다. 하늘의 그물은 눈이 성긴 것 같지만, 악인은 빠짐없이 걸린다는 발동(發動)이 있다는 것을 알아주었으면 한다.

요(要)는 인간의 지혜에만 의지해서는 안 된다는 것이다. 성공한다고 생각되면 명쾌해진다. 즐겁게 생활해야만 행복해질 수 있는 것이다.

4. 마음의 행동에 저항(抵抗)은 없다. 그래서 성공한다

같은 말을 되풀이하는 것 같지만 생각대로 되지 않는 것이 인생이다.

인간에게는 행복의 구조가 있다. 그래서 행복해지기 위해서는 누구라도 노력한다. 그런데 그중에는 착실하게 열심히 일하고 남에게 피해를 주지 않고 사는데도 집에 병자(病者)가 많고 일도 순조롭지 않고 매달 자금 조달로 제대로 밤잠을 잘 수 없는 사람도 많다. 이렇게 되면 일을 하지 않는 쪽이 낫다고 생각할지 모르겠지만 일을 하지 않으면 어디에서 돈이 들어오겠는가? 이렇게 되면 생활이 불가능하다.

행복의 구조가 있기 때문에 즐겁게 일을 할 수 있는 것인데, 어떻게 된 것일까? 대답은 명료하다. 일은 하면서 방황하고 있기 때문이다. 그것은 저항이 있기 때문이다.

예를 들면, 상담이나 세일즈에서도 90% 이상 성사된 것이 갑자기 깨지게 되는 일이 많이 일어난다. 이런 비참한 일은 없을 것이다.

나는 20년 가까운 세일즈 생활을 해 왔기 때문에 준엄한 체험, 비참한 경험도 보통 사람 이상으로 많이 했다. 그러나 나중에는 일이 즐거웠다. 물론 매월 상위의 영업 실적이 많았지만, 세일즈가 최고의 일이라고 생각하게끔 된 것은 매월 무차별하게 불특정 다수의 사람과 만날 수 있어 대등한 대화를 할 수 있었기 때문에 인생 경험이 누구보다도 많다고 생각한다.

나는 대화 능력이 변변찮고, 다양한 화제를 가지고 있지도 않아 세일즈맨으로 생계를 꾸려 갈 자신이 없었다. 그러나 그 세일즈에 자신 없어했던 나도 몇 번의 전직(轉職)은 있었지만 결국 25년간 이 세일즈맨으로서 남들과 다름없는 생활을 해 왔던 것이다.

나에게는 가족 세 사람의 생활이 걸려 있었고 돈도 없었다. 이것저것 선택할 여유도 없었다. 취직할 때 가장 장해가 된 것은 학력이 낮다는 것이었다. 그것을 왜 통절(痛切)하게 생각하게 되었는지는 남에게 도저히 그것을 말할 수 없을 것 같은 커다란 체험이 있었기 때문이다. 그것은 참으로 비장한 체험이었다.

1946년 6월, 만주(滿洲) 개척단에 있던 나는 패전과 동시에 폐허가 된 고향으로 돌아왔다. 당시 일본에는 만족하게 일할 수 있는 직장 같은 것은 없었다. 나라고 해서 예외가 아니었다. 그래서 여기저기 전전하며 희망이 없는 일을 하고 있었다. 그러다가 1949년 오사카 시에서 공무원 채용 시험이 있다는 것을 알았다. 수험 자격에서 학력 미달로 탈락된다는 것을 안 나는 그 기사를 부러운 마음으로 바라보고 있었지만 갑자기 용기가 솟아났다. 형, 누나가 졸업한 고향의 중학교가 생각났다. 공교롭게도 그 학교는 폐교가 되었다. 그래서 학력 조회가 불가능했다. 이것이다. 구제 중학 졸업(旧制中學卒業)의 학력 위조다. 어떻게라도 이 공무원 시험을 치고 싶은 일념이 강해서인지 그런 것에 대해 전혀 죄의식을 느끼지 못하고 시험을 쳤다.

수험생은 3천 수백 명이었다. 나는 긴장감은 없었다. 불합격이라도 괜찮다는 생각이 들었다. 시험을 칠 수 있었던 것만으로도 기뻤다. 그렇지만 결과는 합격이었다. 들어보니 합격자는 2백 수십 명, 즉 10대 1의 경쟁으로 합격된 것이었다. 무척 기뻤다.

채용된 나는 세무과에 배속되었고 시의 세금을 징수하는 것이 나의 업무였다. 나는 학력 위조라는 큰 죄를 지었다. 그런 죄의식과 학력이 낮다는 열등감보다도 남에게 질 수 없다는 마음보다도 '고학력자에게 지지 않겠다.'는 강한 승부욕에 불타고 있었다. 그 신념을 일관시키기 위해서는 고학력자에게 뒤지지 않게 일을 더 열심히 하는 것밖에는 방법이 없었다. 학력(學歷)보다는 학력(學力)이다. 이런 사실이 일에서 나타났다. 나는 자신에게 자신을 타이르고 위로해 주었다.

나는 관공서에 여덟 시에 출근했으며 세금 징수 성적도 동료에게 뒤진 적이 없었다. 선배들이 할 수 없었던 대기업의 사업세 체납을 한번으로 깨끗이 징수했고 그래서 상사로부터 칭찬받은 적이 한 두 번이 아니었다.

1년이 지났다. 마침내 일도 익숙해져 매일매일이 즐거웠다. 그런데 어느 날 갑자기 학력 사칭이 발각되어 아무 말도 못하고 그날로 해고당하고 말았다. 자신이 나빴기 때문에 어쩔 도리가 없었다. 그래도 분했다. 세상의 무정함을 탓했지만 왜 그런지 슬픈 눈물은 나오지 않았다.

그리고 다음날 아침 일찍 배달된 신문의 구인란(求人欄)에 눈을 돌렸다. 그 무렵에는 어제의 심한 낙담은 이미 없어지고 새 취직자리를 찾아내려는 희망에 불타고 있었다. 지금도 당시의 생각이 때때로 살아나 젊은 용기를 느낄 수 있어 일이 즐겁다. 내일보다는 오늘을 마음껏 밝게 일하고 있기 때문이다. 거기에는 계획도 목적도 없었다. 그래서 힘껏 노력할 수 있었던 것이다.

목적을 가지고 계획하고 행동하는 것이 순서이겠지만, 계획에서는 그것 이상의 망설임이 있다. 망설이고 결단한 계획에 용기가 생길까? 밝게 행동할 수 있을까? 나는 그렇게 생각하지 않는다. 그런 계획은 사회의 동향을 배려하게 되고, 자기

이익에만 집착하게 된다. 작위적(作爲的)인 기업 투쟁에 빠질 수도 있다. 얼핏 보아 겉으로는 화려한 기업이라도 방위적인 구조에서 보면 집에서는 밝고 단란한 생활을 하지 못하는 것을 알 수 있다.

이것이 세상이고 사회다. 이것으로는 생존의 목적도 잿빛이 되어 나날을 불안하게 살게 된다. 압정적(壓政的) 사회관을 얘기했지만, 이것을 쓰지 않으면 ESP의 이념(마음)이 21세기에 절대 필요하다는 것을 쉽게 이해할 수 없기 때문이다.

5. 행복해지는 사람, 행복해지지 않는 사람

아이들은 어릴 때부터 성격이 강한지 약한지 알 수 있다.

소년기, 청년기 때는 교육, 교양 여하에 따라 어떠한 일이 적합한 직업인가를 알 수 있다. 그러나 크게 영향을 주는 것은 생활환경이다.

큰 그릇, 작은 그릇도 생활환경으로 결정되는

것이다. 물론 교육도 중요하지만 교육에 너무 의존한 생활은 인간을 어떤 틀에 고정시켜 타인과의 융화가 결핍되고 자기중심적이 되지 않을까. 이래서 인간 사회에서는 자신의 생각대로 되지 않기 때문에 밝은 가정이 만들어질 수 없는 것이다.

교육보다도 필요한 것은 독립독행(獨立獨行)의 강한 도량이 아닐까. 자기 판단을 할 수 없고 의뢰심이 강하면 작은 생활이 될 것이다.

청년기에 바로 이 기로(岐路)가 결정된다.

이른 바 마음[心]이 있는 교육인지, 학문 중심의 교육인지에 따라 궁극적으로 마음 있는 인간과 마음 없는 인간이 만들어진다고 생각한다.

마음 있는 사람은 큰 그릇, 물리적인 사람은 작은 그릇이라고 말할 수 있다. 달리 말하면 큰 그릇은 행복의 메커니즘 안이고 작은 그릇은 그 바깥이다. 바깥에서 살아가면 고생스럽다. 인간애(마음)를 무시하는 사람은 일시적으로는 사람들이 다가올지는 모르겠으나 언젠가 떠나가게 될 것이다.

그러나 인간애를 가진 사람끼리는 부지불식간에 마음이 연결된다. ESP를 마음의 지주(支柱)로 하는 사람들을 보고 있으면 어두운 마음을 가진 사람은 한 사람도 없다. 즐겁고 기뻐하는 것을 표정으로 잘 알 수 있다. 강연회에서 항상 입버릇처럼 말하는 '타인의 기쁨을 내 자신의 기쁨으로 하라.' 그것이 ESP의 극치이다

인간 사회 속에는 ESP(超常現象)가 있다. 초상현상은 불가사의한 것이다. 이 기적으로 난치병에 걸린 사람, 걸을 수 없는 사람, 말할 수 없는 사람, 들을 수 없는 사람 등등 수없이 많은 사람이 활기가 넘친다. 병뿐만이 아니다. 일(업무)까지 갑자기 활기가 넘치게 된다.

ESP에서는 병에 대해 어떻게 대응하는가 하면 가정 의학의 상식으로 상대인 환자를 약 1분간 상념하는 것만으로 증상을 바꾼다.

의학에서 불가능한 것도 가능하게 하며 거기에 의학적 치료의 이야기를 하면 즉시 결과가 나타난다.

강연회에서는 이러한 것들이 대부분 이해되고, 받아들여져 수천 명의 사람들은 엄청난 흥분과 기쁨의 절정에서 불사신을 원할 정도의 즐거움을 느끼게 된다.

사람들은 좋은 것이라는 것을 알아도 하려고

하지 않는다. 그렇게 되면 성공하는 것은 매우 어려운 일이 되며 매일매일 생활에 불안을 느끼게 된다.

좋은 것이라고 알면 당장 행하는 사람은 성공한다. 좋은 것이라고 알아도, 그것을 이론적으로 평가하는 것은 현대 지식인의 프라이드를 옹호하는 것이 상식이다.

그것도 좋지만 그 이론에 대해 기뻐하고 고맙다고 생각하는 사람이 얼마나 있을까?

무슨 일이라도 사실을 보여 주기 위해, 병을 치료하기 위한 연구이지만, 먼저 사실이 나타나고 어떤 수단으로든 병이 치료되면 이보다 나은 것은 없다.

영국에서는 염력 요법이 공인되고 건강 보험도 적용되고 있다고 한다. 일본 의학계에서도 완성되어 가고 있다. 큰 병원의 입원 환자의 침대에는 ESP의 실(seal)이 붙여지고 환자도 ESP 지도 테이프를 틀고 있는 광경을 많이 볼 수 있다.

의사들도 ESP를 이해해 주는 사람이 더욱더 많아졌다. 기쁘다. ESP로 치료된 사람들이 기쁨의 대합창(大合唱)을 부를 날도 멀지 않았다.

병자는 괴로워하고 있다. 구원을 기다리고 있다. 21세기는 이미 시작되었다. 정말 ESP의 우주 시대는 온다. 우주 시대는 과학이 아니다. 이 이상의 과학은 필요치 않다고까지 생각한다. 21세기는 마음의 시대다. 인간은 본래의 참마음이 없으면 행복해질 수 없다.

역사는 계속되지만 사람의 목숨에는 한계가 있어 100년 이상 살 수는 없다.

이렇게 단 한 번의 일생을 즐겁고 유쾌하게 보내는 것을 바라는 사람은 세계 인류 68억 모두이며 행복을 바라지 않는 사람은 단 한 사람도 없다. 하나밖에 없는 목숨을 소중하게 여기지 않으면 안 된다.

21세기, ESP 우주 시대의 세계 평화 고동 소리가 들려온다.

본 도서의 내용에 관한 질문 및 상담이 있으신 분은 ESP과학연구소 한국지소 및 지도소 · 지도원 · 협력점 여러분께 연락해 주십시오.

ESP과학연구소 한국지소

152-056 서울시 구로구 구로4동 98-10 환경빌딩 5층 501호

TEL : 02)3281-5067~8

FAX : 02)3281-5069

ESP과학연구소 부산지도소 소장 이양우 지도원

601-829 부산시 동구 초량2동 362-2번지 2층

TEL : 051)441-3239

H.P. : 011-9392-3239

ESP과학연구소 동부지도소 소장 윤영대 지도원

609-811 부산시 금정구 남산동 84-18 2층

TEL : 051)514-8780

H.P. : 010-4594-4590, 010-3785-1284

ESP과학연구소 창원지도소 소장 이양우 지도원

641-822 경상남도 창원시 봉곡동 61-9 지귀상가 1층 16호

TEL : 055)288-3239

H.P. : 011-9392-3239

ESP과학연구소 최해영 지도원

641-847 경상남도 창원시 팔용동 36 제3 표준 공장 7동 4호

TEL : 055)256-7374

H.P. : 017-585-9723

ESP과학연구소 협력점 이현순

701-830 대구시 동구 신천4동 457번지 효신APT 3동 106호

TEL : 053)742-6784

H.P. : 011-9595-7432

ESP과학연구소 도쿄 본사

130-0001 東京都 墨田區 吾妻橋 1-4-2

TEL : 03)5608-1511

 최후의 초염력 第3彈

2010년 8월 20일 초판 1쇄 인쇄
2010년 8월 25일 초판 1쇄 발행

지은이 / 이시이 카타오[石井普雄]
옮긴이 / ESP과학연구소 한국지소
펴낸이 / 조종덕
펴낸곳 / 태웅출판사

135-821 서울 강남구 논현동 113-3 태웅 B/D
전화 / 515-9858~9, 팩스 / 515-1950
등록번호 / 제 2-579호
등록일자 / 1988. 5. 26

● 정가는 표지 뒷면에 표시되어 있습니다.

ISBN 978-89-7209-219-3 03510